NATUROPATIA:
ALIMENTAÇÃO + DIGESTÃO = SAÚDE
O QUE VOCÊ COME PODE TE TRAZER SAÚDE OU DOENÇA.
FAÇA A SUA ESCOLHA AGORA!

Editora Appris Ltda.
1.ª Edição - Copyright© 2023 do autor
Direitos de Edição Reservados à Editora Appris Ltda.

Nenhuma parte desta obra poderá ser utilizada indevidamente, sem estar de acordo com a Lei nº 9.610/98. Se incorreções forem encontradas, serão de exclusiva responsabilidade de seus organizadores. Foi realizado o Depósito Legal na Fundação Biblioteca Nacional, de acordo com as Leis nos 10.994, de 14/12/2004, e 12.192, de 14/01/2010.

Catalogação na Fonte
Elaborado por: Josefina A. S. Guedes
Bibliotecária CRB 9/870

S586n 2023	Silva, Luiz Cezar Ribeiro da Naturopatia : alimentação + digestão = saúde : o que você come pode te trazer saúde ou doença : faça a sua escolha agora! / Luiz Cezar Ribeiro da Silva. – 1. ed. – Curitiba : Appris, 2023. 184 p. ; 23 cm. – (Multidisciplinaridade em saúde e humanidades). Inclui referências. ISBN 978-65-250-5397-4 1. Naturopatia. 2. Digestão. 3. Alimentação. I. Título. II. Série. CDD – 615.5

Livro de acordo com a normalização técnica da ABNT

Appris
editora

Editora e Livraria Appris Ltda.
Av. Manoel Ribas, 2265 – Mercês
Curitiba/PR – CEP: 80810-002
Tel. (41) 3156 - 4731
www.editoraappris.com.br

Printed in Brazil
Impresso no Brasil

Luiz Cezar Ribeiro da Silva

NATUROPATIA:
ALIMENTAÇÃO + DIGESTÃO = SAÚDE

O QUE VOCÊ COME PODE TE TRAZER SAÚDE OU DOENÇA.
FAÇA A SUA ESCOLHA AGORA!

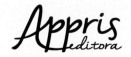

FICHA TÉCNICA

EDITORIAL	Augusto V. de A. Coelho
	Sara C. de Andrade Coelho
COMITÊ EDITORIAL	Marli Caetano
	Andréa Barbosa Gouveia - UFPR
	Edmeire C. Pereira - UFPR
	Iraneide da Silva - UFC
	Jacques de Lima Ferreira - UP
SUPERVISOR DA PRODUÇÃO	Renata Cristina Lopes Miccelli
ASSESSORIA EDITORIAL	Miriam Gomes
REVISÃO	Ana Lúcia Wehr
PRODUÇÃO EDITORIAL	Miriam Gomes de Freitas
DIAGRAMAÇÃO	Yaidiris Torres
CAPA	Eneo Lage
REVISÃO DE PROVA	Jibril Keddeh

COMITÊ CIENTÍFICO DA COLEÇÃO MULTIDISCIPLINARIDADES EM SAÚDE E HUMANIDADES

DIREÇÃO CIENTÍFICA	**Dr.ª Márcia Gonçalves (Unitau)**
CONSULTORES	Lilian Dias Bernardo (IFRJ)
	Taiuani Marquine Raymundo (UFPR)
	Tatiana Barcelos Pontes (UNB)
	Janaína Doria Líbano Soares (IFRJ)
	Rubens Reimao (USP)
	Edson Marques (Unioeste)
	Maria Cristina Marcucci Ribeiro (Unian-SP)
	Maria Helena Zamora (PUC-Rio)
	Aidecivaldo Fernandes de Jesus (FEPI)
	Zaida Aurora Geraldes (Famerp)

*Dedico este trabalho a todos os amantes
da Natureza e das práticas naturais.*

AGRADECIMENTOS

Ao concluir mais uma etapa importante em direção ao meu objetivo de vida de orientar e auxiliar aqueles que buscam a manutenção e o restabelecimento da saúde por meio da alimentação e das terapias naturais, expresso minha profunda gratidão àqueles que estiveram ao meu lado e contribuíram de diversas formas para a publicação deste livro.

Gostaria de agradecer inicialmente aos meus familiares, em especial, à Paula Baratella, minha esposa e companheira de todos os momentos e minha inspiração para continuar a busca de conhecimento na área da Saúde e da Vida.

Aos meus pais, Nildo Luiz da Silva e Maria Helena Ribeiro da Silva, e aos meus filhos, Ana Luiza, meu exemplo de determinação, e Luiz Felipe, meu exemplo de companheirismo e amorosidade, agradeço pelo apoio e incentivo ao meu crescimento profissional e pessoal.

Também gostaria de expressar minha imensa gratidão a todos aqueles que colaboraram com a campanha de financiamento coletivo, seja por meio de contribuições financeiras ou do engajamento e divulgação da ação. Sem vocês, não seria possível a publicação deste material.

A todos os leitores, seguidores e pacientes que confiaram em mim ao longo desta jornada, meu sincero agradecimento. É graças ao seu apoio contínuo e à confiança em meu trabalho que encontro motivação para seguir adiante.

Por fim, mas não menos importante, agradeço à equipe editorial, aos revisores, designers e a todos os profissionais envolvidos na produção deste livro. Seu trabalho árduo e sua dedicação foram fundamentais para tornar este projeto uma realidade.

Minha gratidão a todos vocês é imensurável. Que este livro possa ser uma fonte de inspiração e conhecimento para todos aqueles que buscam uma vida mais saudável e equilibrada.

Que o seu alimento seja seu remédio, e que seu remédio seja seu alimento.

(Hipócrates – 460 a.C.-377 a.C.)

LISTA DE ABREVIATURAS E SIGLAS

Abia	Associação Brasileira da Indústria de Alimentos
ABN	Associação Brasileira de Nutricionistas
Abran	Associação Brasileira de Nutrologia
AGCCs	Ácidos graxos de cadeia curta
AVC	Acidente Vascular Cerebral
Aw	Atividade de Água
CCJC	Comissão de Constituição e Justiça e de Cidadania
CFM	Conselho Federal de Medicina
CFN	Conselho Federal dos Nutricionistas
CSSF	Comissão de Seguridade Social e Família
CTASP	Comissão de Trabalho, de Administração e Serviço Público
Conitec	Comissão Nacional de Incorporação de Tecnologias no Sistema Único de Saúde
CSA	Comunidades que sustentam a agricultura
DCV	Doenças Cardiovasculares
FAO	Organização para a Alimentação e Agricultura
IBGE	Instituto Brasileiro de Geografia e Estatística
Idec	Instituto Brasileiro de Defesa do Consumidor
IMC	Índice de Massa Corporal
LDL	*Low Density Lipoprotein*
MTC	Medicina Tradicional e Complementar
MS	Ministério da Saúde
OMS	Organização Mundial da Saúde
ONU	Organização das Nações Unidas
Opas	Organização Pan-Americana da Saúde
Pancs	Plantas Alimentícias Não Convencionais
PCR	Proteína C-reativa
PNS	Pesquisa Nacional de Saúde
SUS	Sistema Único de Saúde
TGI	Trato gastrointestinal
TMAO	N-óxido de trimetilamina
WHO	World Health Organization
WNF	World Naturopathic Federation

SUMÁRIO

INTRODUÇÃO 15

2
O DESENVOLVIMENTO DO CONCEITO DE NATUROPATIA 27
   2.1 O SURGIMENTO DA MEDICINA E SUA EVOLUÇÃO 27
   2.2 O SURGIMENTO DA NATUROPATIA 31
   2.3 O CONCEITO DE NATUROPATIA 35

3
EXPOENTES DA NATUROPATIA MODERNA E SEUS PROTOCOLOS
ALIMENTARES 39
   3.1 MÉTODO TROFOTERÁPICO DO DR. LOUIS KUHNE 41
   3.2 MÉTODO TROFOTERÁPICO DO DR. MANUEL LEZAETA ACHARÁN 50
   3.3 MÉTODO TROFOTERÁPICO DO DR. JOSÉ EFRAÍN MELARA MÉNDEZ .. 63

4
LINHAS NATUROPÁTICAS CONTEMPORÂNEAS 77
   4.1 MÉTODO TROFOTERÁPICO DA CLÍNICA E SPA NATURAL DE
   PIRENÓPOLIS 77
   4.2 MÉTODO TROFOTERÁPICO DO BÁLSAMO SPA NATURAL 85

5
OS PROTOCOLOS ALIMENTARES NA ERA DIGITAL 97
   5.1 O GUIA ALIMENTAR PARA A POPULAÇÃO BRASILEIRA 101

6
A TROFOTERAPIA E OS PROCESSOS DE DIGESTIBILIDADE 117

7
COMPARANDO MÉTODOS: A CONSOLIDAÇÃO DA PESQUISA 133

8

ANALISE DE COMPATIBILIDADE: COMPARANDO AS RECOMENDAÇÕES ALIMENTARES DO GUIA COM OS MÉTODOS TROFOTERÁPICOS 147

8.1 COMPATIBILIDADE TOTAL DO GUIA COM OS MÉTODOS TROFOTERÁPICOS. 148

8.1.1 Água e bebidas alcóolicas. 148

8.1.2 Alimentos frescos, *in natura* ou minimamente processados: frutas, hortaliças, leguminosas e tubérculos e cereais integrais 150

8.1.3 Farinhas refinadas e farinhas de moagem grossa 152

8.1.4 Alimentos ultraprocessados (incluindo chocolates). 153

8.2 COMPATIBILIDADE PARCIAL DO GUIA COM OS MÉTODOS TROFOTERÁPICOS. 154

8.2.1 Sucos, chás e outros tipos de bebidas 154

8.2.2 Sopas. 155

8.2.3 Frutas maduras e cereais não integrais 157

8.2.4 Hortaliças e legumes pouco cozidos e alimentos em preparos simples 158

8.2.5 Alimentos processados 159

8.3 Incompatibilidade do Guia com os métodos trofoterápicos: 160

8.3.1 Alimentos de origem animal 160

8.3.2 Café 164

8.4 COMPARATIVO DO GUIA ALIMENTAR E A TROFOTERAPIA NATUROPÁTICA 166

CONSIDERAÇÕES FINAIS 169

REFERÊNCIAS 173

INTRODUÇÃO

A Naturopatia tem origem na sabedoria ancestral que permeou crenças e práticas de cura utilizadas por povos de diferentes culturas ao longo de séculos. Os tratamentos pela alimentação natural e por outras terapias naturais têm sido aplicados desde a Antiguidade por egípcios, gregos e povos do Oriente.

Há registros da prática de métodos naturais de cura por diversas comunidades primitivas (GEWEHR *et al.*, 2017). As técnicas, crenças, ciências e os princípios empregados por curandeiros, xamãs, feiticeiros, pajés e outros curadores observavam atentamente as manifestações da natureza e como esta poderia contribuir no processo de cura dos indivíduos.

Paralelamente, métodos científicos foram desenvolvidos, e estudos sistematizados sobre fenômenos da área da saúde multiplicaram-se – tendo, muitos deles, se afastado dos métodos tradicionais de cura. Por outro lado, ao longo da história, várias contribuições importantes sobre métodos naturais de cura foram sendo incorporadas ao que hoje se convencionou chamar de Medicina Natural ou Naturopatia.

Nesse contexto, entre os anos 430 a.C. e 330 a.C., surge, na Grécia, a medicina como ciência. A racionalidade do pensamento grego afasta as crenças religiosas que envolviam os rituais primitivos de cura com misticismo e magia para buscar fundamentos em evidências relacionadas à natureza e ao próprio homem como organismo vivo e integrado ao meio.

Desse modo, essas práticas foram incrementadas por métodos experimentais e novos entendimentos que consideravam a íntima relação entre homem e natureza sob um ponto de vista mais racional e teórico. Nesse período, pensadores gregos – como Pitágoras, seu discípulo Alcméon, Hipócrates e Galeno – desenvolveram trabalhos pioneiros na organização de conhecimentos de base empírica sobre saúde, doença e cura.

Hipócrates, considerado o "pai da medicina", identificou e sistematizou um abrangente rol de terapias – em grande parte, naturais – utilizadas na Europa. O conjunto documental *"Corpus Hippocraticum"*, considerado um valioso tratado sobre medicina, reúne 66 tratados sobre temas relacionados ao corpo humano e deve ser entendido como (CAIRUS, 2005, p. 38): "o momento inaugural de uma nova forma de pensar o corpo, a natureza e mesmo a relação entre homens e deuses". Hipócrates destacou, ao longo de sua trajetória, o poder curativo da natureza.

O conceito de Naturopatia, no entanto, surgiu na Europa apenas entre os séculos XVIII e XIX, quando médicos e estudiosos intensificaram o uso de técnicas naturais, tais como a Hidroterapia[1] (água), a Trofoterapia[2] (alimento), a Helioterapia[3] (sol), a Eoloterapia[4] (ar), dentre outras, com o objetivo de tratar as enfermidades de seus pacientes.

O uso dos alimentos como tratamento medicinal teve grande relevância entre as principais terapias utilizadas nesse período, a fim de devolver o estado natural de saúde aos doentes. Sopas, caldos, combinações alimentares específicas, exclusões de determinados alimentos — inclusive o jejum — eram técnicas utilizadas para o restabelecimento da saúde.

Para Hipócrates, assim como para a medicina oriental, os alimentos eram dotados de propriedades energéticas e medicinais que os diferenciavam completamente uns dos outros, ainda que tivessem uma composição nutricional semelhante (COURY, 2007).

A palavra "Naturopatia" foi registrada pela primeira vez em 1895, pelo médico alemão John Scheele (STERN, 2015). Já em 1902, o Doutor Benedict Lust[5], que buscava um meio para se referir a uma nova síntese de formas de cura não invasivas (que integravam métodos naturais de cura como: Medicina botânica, Homeopatia, Trofoterapia, Terapia manipulativa, Acupuntura e mudanças no estilo de vida), compraria o direito de uso do termo.

Quanto à etimologia, o vocábulo Naturopatia se origina da raiz grega que remete ao termo "sofrimento" (*pathos*) e da raiz latina que faz referência ao termo "nascimento" (*natura*) e sugere o entendimento conceitual de "cura natural".

---

[1] O uso da água para fins terapêuticos na reabilitação de doentes teve vários nomes, como: hidrologia, hidrática, hidroterapia, hidroginástica, terapia pela água e exercícios na água. Atualmente, o termo mais utilizado é reabilitação aquática ou hidroterapia (do grego: *"hydor"*, *"hydatos"* = água; *"therapeia"* = tratamento) (BIASOLI; MACHADO, 2006, p. 225).

[2] O estudo e a aplicação científica da nutrição com fins terapêuticos (MÉNDEZ, 1991a, p. 507).

[3] Refere-se ao tratamento da saúde por meio do calor e da luz solar (MÉNDEZ, 1991a, p. 359).

[4] Uso científico do ar para fins de saúde por meio da prática de exercícios respiratórios periódicos. Técnica também conhecida por Aerotepia (MÉNDEZ, 1991a).

[5] Na publicação *Collected Works of Benedict Lust* (2006) – compilado dos principais documentos de autoria do Dr. Lust – o fundador da medicina naturopática nos Estados Unidos define a Naturopatia como algo bem mais complexo do que um método específico, mas como um conjunto de disciplinas aplicadas ao tratamento da saúde e que compreendem o corpo humano em suas dimensões espirituais e vitalistas.

Assim, a Naturopatia se desenvolveu como um sistema distinto de cuidados de saúde derivado de uma forte crença filosófica sobre a vida, a saúde e a doença. Seus princípios e suas bases filosóficas (Figura 1) constituem componente integral da avaliação, do diagnóstico e do tratamento por meio de terapias naturais. Seu principal objetivo tem sido, desde a Antiguidade, a promoção do bem-estar e a prevenção de doenças por meios naturais.

Figura 1 – Princípios e bases filosóficas da Naturopatia

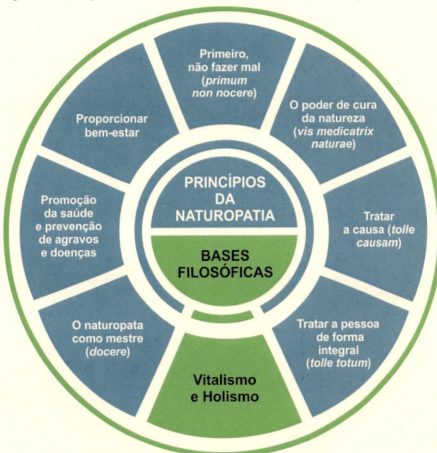

Fonte: atualizado pelo autor, a partir de WNF (2021) e WHO (2010)

Atualmente, o termo Naturopatia se refere à prática de todas as formas naturais e não invasivas de prevenção e tratamento para a obtenção da saúde integral por meio de métodos terapêuticos e substâncias que incentivam a autocura inerente aos indivíduos. A Naturopatia se apoia no uso de meios naturais para ajudar a combater os efeitos colaterais e prejudiciais de se viver num mundo cada vez mais antinatural. Movimento, alimento, meditação, respiração, ervas e até mesmo a própria luz solar são, segundo a Naturopatia, as melhores maneiras de se superar doenças súbitas e crônicas.

Simultaneamente, o avanço das tecnologias biológicas, microscópicas e farmacológicas impulsionou o crescimento da indústria alopática[6] mundialmente e desenvolveu áreas da medicina especializadas no tratamento de órgãos e sintomas específicos. Essa modalidade ganhou destaque devido à grande capacidade de eliminação das manifestações indesejáveis que acometiam os indivíduos enfermos, mas se distanciou das teorias naturopáticas originais.

Segundo a Naturopatia, a eliminação de um sintoma sem o tratamento da causa que o gerou não é suficiente para a recuperação da saúde. O simples fato de mascarar sintomas não elimina a doença, que continua presente no organismo e predisposta a se manifestar novamente. O ciclo vicioso focado na inibição recorrente de sintomas poderia agravar moléstias, tornar uma doença crônica ou, ainda, fazer com que a enfermidade voltasse a se manifestar sob outras formas, causando novos sintomas e, consequentemente, novas doenças.

Desse modo, só seria possível alcançar o estado pleno de saúde por meio de um tratamento em que todos os elementos necessários para a vida natural estivessem equilibrados. Assim como pressupõe a Naturopatia, a respiração de ar puro e fresco, os banhos de sol diários, a ingestão de água potável e de alimentos naturais em quantidades adequadas às necessidades individuais, bem como a manutenção dos corpos físico e mental ativos são os pré-requisitos para a obtenção e manutenção da saúde integral.

A Naturopatia contemporânea combina todo o conhecimento proveniente dos avanços científicos mais recentes com terapias tradicionais e naturais e deve ser definida por princípios, e não por métodos ou modalidades. Sobretudo, considera a sabedoria inata do corpo de curar a si próprio. Portanto, a ênfase das terapias naturopáticas continua sendo o tratamento das causas das doenças e o estímulo do poder de cura do

---

[6] Método ou sistema terapêutico que consiste no emprego de remédios que produzem no organismo efeitos contrários aos da doença; medicina alopática (ALOPATIA, 2022).

próprio corpo por meio de técnicas e terapias naturais, sobretudo, pela alimentação natural – a Trofoterapia.

Nesse sentido, o início de qualquer tratamento naturopático para a obtenção da saúde deve apoiar-se no conhecimento acerca dos alimentos que compõem a dieta dos indivíduos. Identificar quais alimentos geram vitalidade, saber como e quando combiná-los ou evitá-los, bem como os horários adequados para sua ingestão e as quantidades diárias necessárias em casos específicos seriam os aspectos básicos a serem explorados para o início de um tratamento por meio da Naturopatia.

De igual forma, o tratamento Trofoterápico preconiza o conhecimento acerca daqueles "alimentos" que minam a vitalidade, a energia e a disposição do corpo, dificultando a conquista da saúde integral. E, em última análise, considera que a saúde depende da nutrição (ACHARÁN, 1979).

Médicos, naturopatas, naturólogos, nutricionistas e outros profissionais da área da saúde contribuíram, ao longo dos séculos, para o aperfeiçoamento de tratamentos por meio da disseminação de conhecimentos sobre a alimentação natural e indutora de saúde. Dentre esses, destacam-se três autores, expoentes da Naturopatia moderna, cujos métodos alimentares, teorias e práticas são sistematizados e detalhadamente analisados nessa pesquisa. São eles: Dr. Louis Kuhne (1835-1901), Dr. Manuel Lezaeta Acharán (1881-1959) e Dr. José Efraín Melara Méndez (1919-2024).

Louis Kuhne é um dos maiores referenciais da Naturopatia mundial. Nascido em 1835, em Leipzig (Alemanha), e afetado por um câncer de estômago e problemas pulmonares, conviveu com dores de cabeça e incômodos nos pulmões por quase 25 anos. Diante de sua condição, Kuhne aplicou em si mesmo seus experimentos de cura natural.

Suas conclusões e seus achados resultaram em duas importantes obras: *The New Science of Healing* (1899) e *Science of Facial Expression* (1917). Além das relevantes publicações, Kuhne cunhou a expressão *"Nature Cure"*, ou seja, "Cura Natural", ou ainda, "Cura pela Natureza". E, no início do século XX, suas obras se tornaram referências internacionais para as novas gerações de estudiosos da área da saúde.

O reconhecimento de Kuhne veio, sobretudo, em decorrência de sua resposta ao questionamento: "O que é saúde e o que é doença?". Segundo Kuhne (2009), doença é a presença de matéria estranha no sistema orgânico. Ao longo do tempo, materiais introduzidos no organismo e não eliminados pelos sistemas excretores são acumulados nos tecidos, gerando matérias mórbidas e causadoras de diferentes patologias. Dessa forma, concluiu que o surgimento das patologias dá-se, sobretudo, via sistema digestório – uma das principais formas de acesso para a entrada de matérias externas no organismo.

No campo da Trofoterapia, Kuhne (2009) recomendava uma dieta baseada na digestibilidade pelo fato de esta causar menor acúmulo de substâncias nos tecidos. Adepto da dieta vegetariana, considerava os alimentos cozidos menos adequados. Concluiu que a condição natural dos alimentos é mais rica em vitalidade e mais adequada à digestibilidade do que qualquer intervenção gastronômica aplicada ao alimento. Por tais motivos, elencou os alimentos frescos, crus e naturais como os mais adequados à dieta humana.

Outro importante representante da linha naturopática moderna, Manuel Lezaeta Acharán, foi precursor da Escola Naturista no Chile. Conheceu a Naturopatia por meio do padre alemão Tadeo de Vicente, que havia sido, na Alemanha, discípulo direto do padre católico Sebastian Kneipp, ícone do Naturismo[7], estudioso e promotor da Hidroterapia. Kneipp foi um dos principais guardiões do legado do Dr. Louis Kuhne.

Os tratamentos aplicados por Acharán (1979) buscavam o restabelecimento do equilíbrio térmico do corpo humano, pois partiam do princípio de que tanto a temperatura externa, quanto a temperatura interna do organismo teriam influência definitiva na saúde humana.

Ao desenvolver um método terapêutico para a eliminação de substâncias mórbidas do organismo, Acharán combinou e aplicou técnicas de Hidroterapia com um programa alimentar específico (Trofoterapia) de forma sistemática. Suas práticas buscavam o equilíbrio térmico do organismo enfermo por meio da associação e do uso correto dos elementos naturais (água, terra, ar, luz e alimentos).

O fundamento central de sua teoria baseia-se na afirmação de que o desequilíbrio térmico do organismo é o causador das disfunções nos mecanismos fisiológicos do corpo e que, dessa forma, somente o resgate do equilíbrio térmico corporal possibilitaria a recuperação da saúde. Portanto, considera que "os sistemas trofológicos que pretendem triunfar sobre as

---

[7] O Naturismo abrange um conjunto de ideias que preconizam um retorno à natureza como a melhor maneira de viver (vida ao ar livre, alimentos naturais, entre outros); naturalismo. Valorização extrema dos agentes da natureza, especialmente como meios terapêuticos (NATURISMO, 2020).

doenças humanas com simples regimes alimentares ou dietéticos estão condenados ao fracasso por ignorar que a digestão requer temperatura normal no aparelho digestivo" (ACHARÁN, 1979, p. 61).

Como principal contribuição teórica e prática à Naturopatia, o Dr. Lezaeta publicou a obra literária *La Medicina Natural al alcance de todos*. Considerado um clássico sobre o tema, foi editado pela primeira vez em 1928 e alcançou a marca de livro mais vendido — sobre o assunto — na América Latina. Seu legado também inclui uma quantidade considerável de pacientes que recuperaram a saúde por meio de suas recomendações terapêuticas, além da fundação de grupos e associações com ideais naturistas, tais como (SILVA, 1991): a Sociedade de Cultores de Vida Natural e a Cooperativa Villa de Vida Natural.

O relevante trabalho desenvolvido pelo Dr. Lezaeta ao longo de sua vida foi indispensável para o aperfeiçoamento das práticas de Hidroterapia e Trofoterapia difundidas na Alemanha, especialmente, por sua interpretação acerca do conceito de "doença e saúde" combinada com seu método alimentar firmado numa dieta vegetariana-frugívora sistematizada.

Por fim, é indispensável mencionar o naturopata José Efraín Melara Méndez, conhecido como "Dr. Melara", natural de El Salvador, América Central. Dr. Melara chegou ao Brasil em 1965 e estudou Filosofia, Direito e Jornalismo antes de se formar em Naturopatia na Universidade Popular Naturista de Buenos Aires, Argentina.

Em 1975, concluiu o doutorado em Medicina Naturopática no Instituto Politécnico de Antropologia da Faculdad Libre de Cultura Humana Integral de Fait, em Bordeaux, França e, se dedicou à Naturopatia até os 104[8] anos de idade, na cidade de Valparaíso no estado de Goiás, região do entorno de Brasília, Distrito Federal e capital federal do Brasil.

No ano de 1965, Dr. Melara realizou uma longa viagem terrestre partindo da cidade de El Salvador em direção ao Rio de Janeiro, no Brasil. Nessa peregrinação, teve a oportunidade de conhecer diferentes países (Honduras, Nicarágua, Costa Rica, Panamá, Colômbia e Brasil) e conviveu com diferentes povos e culturas, incluindo índios, caboclos, nativos e primitivos de variadas etnias. Passou pelas selvas do Darién, no Panamá,

---

[8] Segundo informação fornecida por Consuelo Melara, esposa do Dr. Melara, em 13 de junho de 2022, o Dr. Melara teria sido registrado apenas três anos após o seu nascimento, em 1919. Assim, nos documentos oficiais, sua idade é de 101 anos.

conhecidas como um dos locais menos acessíveis na América Latina e, também, pela Amazônia, região rica em biodiversidade e tradições naturais.

Nesse período, Dr. Melara realizou pesquisas sobre doenças epidêmicas presentes nos países da América Latina, além de conhecer as doenças endêmicas predominantes nos países que visitou. Desenvolveu sua atividade clínica, com inúmeros casos bem-sucedidos, ao longo de vários anos em El Salvador e, posteriormente, no Brasil.

A teoria do Dr. Melara sustenta-se na ciência da saúde integral do corpo humano. Com base no conhecimento científico adquirido em sua trajetória, desenvolveu a obra *Naturopatia – A Medicina do Terceiro Milênio*, trabalho em que contrapõe a medicina convencional apresentando dois principais erros básicos identificados por ele (MÉNDEZ, 1991a): 1) a patologia baseada na microbiologia; e 2) a terapêutica baseada na quimioterapia e na radioterapia.

Assim como o Dr. Lezaeta entende que a cura de enfermidades por meio da supressão dos sintomas é completamente ineficaz e aponta que a falta de saúde é proveniente, sobretudo, da alimentação irracional, de vícios e do uso de drogas medicamentosas (considerados fatores intoxicantes ao organismo humano), o Dr. Melara declara que "a perseguição e a guerra aos microrganismos – micróbios – são infrutíferas. Sua prática é temerária, desnecessária e prejudicial à saúde e à vida humana" (MÉNDEZ, 1991a, p. 17).

A despeito dos avanços das ciências dedicadas à saúde humana, baseadas na Alopatia ou na Naturopatia, a realidade atual revela uma crise global de saúde evidenciada pelos altos índices de obesidade e de outras doenças associadas aos maus hábitos alimentares e estilo de vida. Nesse contexto, a Trofoterapia tem ganhado cada vem mais espaço e relevância, principalmente, nas últimas décadas. Hoje, existem políticas públicas, programas governamentais e diversos órgãos globais reconhecidos que definem diretrizes para os cuidados com a saúde – notadamente, quanto aos hábitos alimentares dos indivíduos.

Internacionalmente, a Organização das Nações Unidas (ONU), criada em 1945 e da qual o Brasil é membro-fundador, estruturou a Organização Mundial de Saúde (OMS), com o objetivo de promover e estimular a melhoria do nível de saúde da população mundial. A OMS definiu que a saúde "é o completo estado de bem-estar, físico e emocional do indivíduo e de uma sociedade" (WHO, 1948), e não apenas a ausência de saúde ou de enfermidades (Figura 2).

Figura 2 – Definição de Saúde pela Organização Mundial da Saúde

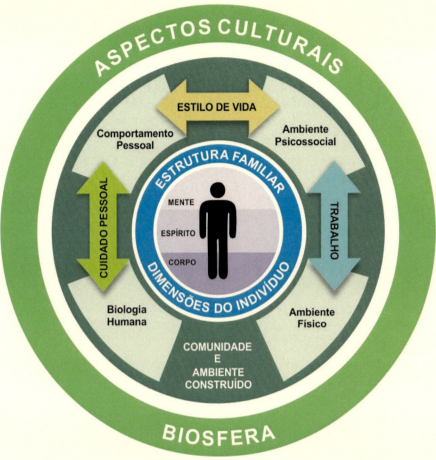

Fonte: elaborado pelo autor, a partir de WHO (1948)

O conceito da OMS é abrangente e considera a qualidade de vida e até mesmo o contexto social como pontos determinantes para a definição de saúde. Desse modo, reconhece a necessidade de analisar o corpo, a mente, os hábitos e o entorno físico e social do indivíduo para melhor conceituar o seu estado de saúde e orientar o processo de cura. Nesse sentido, realiza estudos importantes sobre a alimentação em diferentes nações e culturas e recomenda as melhores práticas para os seus países-membros – dentre eles, o Brasil.

Regionalmente, a Organização Pan-Americana da Saúde (Opas) é o organismo internacional que representa a OMS nas Américas. Fundada com o objetivo de conectar as nações para a promoção da saúde, a Opas oferece oportunidades de cooperação técnica aos países-membros, trabalha no combate às doenças transmissíveis e doenças crônicas não transmissíveis e fortalece os sistemas de saúde e de resposta frente a emergências e desastres.

> A Organização Pan-Americana da Saúde (Opas) trabalha com os países das Américas para melhorar a saúde e a qualidade de vida de suas populações. Fundada em 1902, é a organização internacional de saúde pública mais antiga do mundo. Atua como escritório regional da Organização Mundial da Saúde (OMS) para as Américas e é a agência especializada em saúde do sistema interamericano (OPAS, 2022, p. 1).

Em âmbito local, no Brasil, o Ministério da Saúde (MS) é o órgão federal responsável pela organização e elaboração de planos e políticas públicas voltados para a promoção, prevenção e assistência à saúde dos cidadãos brasileiros. Sua missão é "promover a saúde e o bem-estar de todos por meio da formulação e implementação de políticas públicas de saúde, pautando-se pela universalidade, integralidade e equidade" (BRASIL, 2022a, p. 1).

Dentre as ações relevantes para o atendimento de sua missão, o Ministério da Saúde elaborou o Guia Alimentar para a População Brasileira. Esse é o referencial oficial para alimentação no país. O material foi elaborado pelo Ministério em colaboração com a Opas e a OMS, seguindo as diretrizes desses órgãos quanto às melhores práticas internacionais.

O Guia Alimentar para a População Brasileira, disponível gratuitamente para qualquer cidadão brasileiro, é recomendado aos profissionais de saúde que atuam no país como referência principal quanto à recomendação alimentar de qualidade à população geral (BRASIL, 2014). No entanto, o Guia alerta que, em casos de indivíduos com quadros de saúde alterado ou enfermidades, profissionais de saúde específicos devem ser consultados a fim de avaliar possíveis necessidades de readequação alimentar.

A controvérsia, no entanto, diz respeito ao fato de que, a despeito da multiplicidade e disponibilidade de informações e recomendações alimentares e nutricionais, e mesmo dos avanços conceituais e tecnológicos (Figura 3) na área de saúde, hoje se observa, globalmente, o aumento dos índices de obesidade e a disparada de doenças crônicas – como diabetes, hipertensão, certos tipos de câncer, osteoporose e, até mesmo, depressão – causadas ou agravadas em razão de hábitos alimentares inadequados.

Segundo a Comissão Nacional de Incorporação de Tecnologias no Sistema Único de Saúde (CONITEC, 2020), o sobrepeso e a obesidade afetam mais de 2 bilhões de adultos no planeta atualmente. E esses números têm aumentado de forma expressiva nas últimas décadas. Conforme a Organização Mundial da Saúde (2022), a preocupação com os riscos à saúde, associados ao aumento da obesidade – e doenças associadas –, tornou-se quase universal.

Figura 3 – Escala de evolução conceitual da Naturopatia nas Ciências Médicas e nos tratamentos de saúde ao longo de importantes marcos históricos

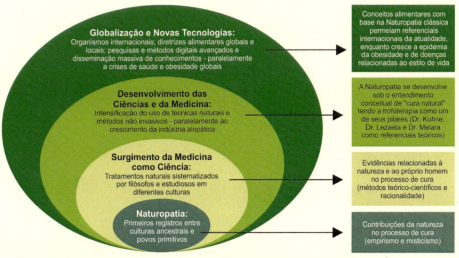

Fonte: elaborado pelo autor, a partir de: OMS (1948), Brasil (2014), Gewehr *et al.* (2017), Lust (2006), Méndez (1991a), Acharán (1979) e Kuhne (2009)

De acordo com os dados da Pesquisa Nacional de Saúde (PNS) do Instituto Brasileiro de Geografia e Estatística (IBGE), realizada em 2019, 96 milhões de pessoas, ou 60,3% da população adulta do Brasil, apresentaram índice de massa corporal (IMC)[9] maior que 25 kg/m², sendo classificadas com excesso de peso. A obesidade, caracterizada por um IMC maior ou igual à 30 kg/m², foi observada em 21,8% dos homens e em 29,5% das mulheres. Portanto, obesos representam mais de um terço do total de homens com

---

[9] O Índice de Massa Corporal (IMC) é reconhecido pela Organização Mundial da Saúde (OMS) como um padrão internacional que avalia se os indivíduos, entre 20 e 59 anos, estão com peso ideal ou em excesso, em relação à sua altura. É calculado dividindo-se o peso (em kg) pelo quadrado da altura (em metros).

excesso de peso e quase a metade no caso das mulheres com excesso de peso (IBGE, 2020a) no Brasil.

Entre as morbidades declaradas pelo grupo estudado pela PNS em 2019, a hipertensão arterial foi a mais recorrente, citada por 39,2% dos entrevistados. Outras morbidades frequentes entre os adultos avaliados foram diabetes (15,9%), depressão (15,3%), doenças do coração (7,9%), asma (5,9%) e doença crônica de pulmão (2,1%) (IBGE, 2020a).

Desse modo, atualmente, é evidente que grande parte da população mundial vive doente, ainda que plenamente conectada a uma rede tecnológica e digital[10] que oferece uma infinidade de informações – nem sempre úteis ou verídicas – sobre saúde e alimentação saudável em tempo real.

É nesse momento histórico peculiar, em que dietas da moda, "teorias" e "especialistas" proliferam-se pelos mais variados canais virtuais, que este trabalho se propõe à análise sistemática de protocolos alimentares a partir de referências clássicas, modernas e contemporâneas para identificar como diferentes métodos científicos modelaram a Trofoterapia no âmbito da Naturopatia até os dias atuais.

Para tanto, apresenta uma análise comparativa frente ao referencial alimentar brasileiro vigente, a fim de, entre outros, desmistificar a Trofoterapia e discutir os processos da digestibilidade no âmbito da metodologia naturopática provedora de vitalidade e saúde compatíveis com a realidade e as necessidades atuais.

---

[10] A pesquisa pelo termo "alimentação saudável" na plataforma virtual Google, que hospeda e desenvolve uma série de serviços e produtos baseados na internet, entre eles, canais digitais, apresentou, aproximadamente, 12,6 milhões de resultados.

O DESENVOLVIMENTO DO CONCEITO DE NATUROPATIA

2.1 O SURGIMENTO DA MEDICINA E SUA EVOLUÇÃO

Segundo Hegenberg (1998), nos primórdios da humanidade, as doenças eram compreendidas como ocorrências sobrenaturais introduzidas nos seres humanos por forças místicas. Acreditava-se que os males poderiam ser obras de espíritos ou de inimigos com poderes de feitiçaria. Assim, as enfermidades eram envoltas por mistério e seu enfrentamento dependia, basicamente, das crenças cultivadas pelos diferentes povos para a indicação dos tratamentos disponíveis. Em diferentes culturas, a medicina era praticada por curandeiros, bruxos ou religiosos.

Para ilustrar a relação de povos primitivos com as práticas de cura, é oportuno conhecer o entendimento que permeava os conceitos de "cura" e "medicina" que se faziam presentes no cotidiano de povos nativos americanos, por exemplo, conforme relatos do livro *As Cartas do Caminho Sagrado*:

> Segundo a tradição nativa americana a cura significa tudo aquilo que pode vir a ajudar o indivíduo a se sentir mais integrado e harmonizado com a natureza e com todas as formas de vida. Tudo aquilo que cure o corpo, a mente e o espírito é considerado Medicina (SAMS, 2017, p. 17).

O desenvolvimento das práticas de cura adotadas por povos primitivos deu-se de maneira peculiar e dentro de limites temporais próprios de cada cultura. Os povos nativos americanos, especificamente, praticavam a medicina por meio da observação da natureza e da percepção da energia presente em cada elemento do ambiente. Eles se mantinham atentos aos comportamentos dos animais, verificavam o modo como as plantas se desenvolviam ao longo das estações do ano e tratavam seus enfermos utilizando desses aprendizados intuitivos e impregnados de forte influência espiritual.

Entre os anos 430 a.C. e 330 a.C., na Grécia, há registro da elaboração de uma importante coletânea de evidências médicas considerada um valioso tratado sobre medicina, nomeada como *Corpus Hippocraticum*. É comum atribuir a criação desse documento à Hipócrates – médico grego considerado o "pai da Medicina moderna" –, pelo fato de ter sido ele o consolidador das informações e dos achados. Mas é preciso ter claro que não foi ele o responsável pela autoria de todo o trabalho ou o desenvolvedor de cada um dos protocolos catalogados.

Hipócrates é reconhecido, até os dias atuais, pelo abrangente e relevante trabalho elaborado, cujo conteúdo compreende a descrição detalhada de diversas doenças que acometiam as pessoas e seus respectivos tratamentos – muitos deles naturais e já pautados por bases teóricas e racionais desenvolvidas pelos pensadores da época. Assim, ainda hoje há referências a Hipócrates como sendo o personagem central do momento histórico que marcaria o surgimento da Medicina Moderna.

Durante o período em que viveram Hipócrates e seus pares – como Pitágoras, seu discípulo Alcméon e Galeno –, os praticantes da medicina eram imbuídos de um forte desejo de conhecer os motivos que levavam as pessoas a adoecer, fato que não contava com explicações suficientes ou claras naquele momento. Assim, buscava-se, pelo menos, evitar a replicação ou disseminação de enfermidades, bem como a cura completa do próprio doente. O período, marcado por uma nova forma de pensar o corpo, a natureza e mesmo a relação entre homens e deuses (CAIRUS, 2005), foi influenciado por figuras como Hipócrates, que destacavam o poder curativo da natureza.

É importante notar que, então, Hipócrates associa os quatro elementos da natureza (terra, fogo, água e ar) aos quatro humores (líquidos) do corpo humano (sangue, fleuma[11], bile amarela e bile negra); e que, em sua concepção, a saúde resultaria do equilíbrio de tais elementos, enquanto a doença se deveria ao desequilíbrio dos mesmos elementos (HEGENBERG, 1998).

Esse entendimento, base para a primeira doutrina sobre doença na época, é rapidamente disseminado e, posteriormente, aperfeiçoado por Galeno de Pérgamo (131–201), outro médico grego responsável por sistematizar os ensinamentos hipocráticos. Essa teoria se mantém vigente e bem aceita até meados do final do século XVIII, quando viria a ser questionada.

---

[11] Substância pegajosa que se forma nas vias respiratórias e que se expectora pela boca (FLEUMA, 2022); catarro; muco proveniente de inflamação das mucosas.

Em linha análoga à doutrina hipocrática, o Evangelho Essênio da Paz[12] (1997) registra que Jesus Cristo pregava que as coisas vivas estariam, por si só, próximas a Deus e que, portanto, para que qualquer ser vivo pudesse obter a cura de qualquer doença, esse deveria se conectar com o Deus-criador por meio de ensinamentos – gravados pelo próprio Deus nos corações e nos espíritos de cada indivíduo.

Segundo Jesus Cristo, as pessoas poderiam também buscar os ensinamentos de Deus na natureza — no ar, na água, na terra, nas plantas, no sol, nas profundezas dos oceanos e nas alturas dos montes. Também se referia ao fato de que não haveria possibilidade de cura em meio ao exagero de comida ou bebida, tampouco em meio ao estilo de vida devasso ou nos sentimentos de ódio ou amargura. A cura viria por um processo de purificação do corpo, e qualquer praga poderia ser expulsa pelo jejum e pela oração (SZEKELY, 2018).

Por meio desses registros, é possível observar referências claras a práticas e terapias naturais como condições para a melhoria da saúde e o tratamento de doenças. O bem-estar humano era associado à convivência harmônica com a natureza e com seus elementos (terra, sol, água e ar), bem como com os demais seres vivos. Esses preceitos foram utilizados como fundamentos para os cuidados com a saúde, assim como na doutrina de Hipócrates, porém com um viés notadamente espiritual.

O surgimento da Naturopatia, ou Medicina Natural, na Europa, entre os séculos XVIII e XIX, se consolidou-se a partir de tratamentos sistematizados e aperfeiçoados ao longo do tempo e por meio de pesquisas e estudos mais estruturados. E é nesse momento que as teorias consolidadas por Hipócrates passam a ser questionadas com mais intensidade.

Um dos primeiros a questionar a doutrina Hipocrática foi Paracelso, alcunha atribuída ao médico e alquimista suíço Aureolos Teofrastos von Hohenhein (1493-1541), que concebia a doença como um processo "anômalo" que ocorre nos organismos (HEGENBERG, 1998).

Paracelso atribuiu especial importância à composição química dos líquidos existentes no corpo, imaginando a doença como decorrência de desequilíbrios químicos dos sucos digestivos (HEGENBERG, 1998) que, penetrando no sangue, causariam desequilíbrio e contaminariam o fluido sanguíneo, responsável por transportar os nutrientes para todas as partes do

---

[12] O Evangelho Essênio da Paz, obra publicada por Szekely em 1928, é a tradução de manuscritos, a partir do idioma aramaico, encontrados nos arquivos secretos do Vaticano e em outros documentos históricos.

corpo humano. Por meio de sua teoria, portando, os órgãos "alimentados" por sangue impuro seriam responsáveis por gerar as diferentes patologias existentes.

Posteriormente, entre os séculos XVII e XVIII, surgem teorias[13] que defendem que as doenças seriam causadas por alterações nos órgãos, isto é, os médicos da época passaram a explicar as doenças por meio de questões fisiológicas, e não mais em razão do desequilíbrio humoral do organismo. A cura por meio da natureza, preconizada por Hipócrates, começa a ser atacada, e surgem, então, muitas dúvidas e hipóteses sobre como as doenças deveriam ser tratadas.

Dentre as diversas teorias concebidas nesse período, é fundamental destacar a Teoria da Classificação de Doenças ou Nosologia. Entre outros, o médico francês François Boissier de Sauvages de la Croix (1706-1767) se dedicou a agrupar as doenças em classes, gêneros e espécies. Sua publicação *Nosologia Methodica* (1768) classifica as enfermidades em 10 classes, 295 gêneros e 2,4 mil espécies distintas. A partir de então, têm início os tratamentos conduzidos de forma isolada — com foco no órgão doente —,não mais de forma sistêmica — com foco no indivíduo como um todo.

No século XIX, François Joseph Victor Broussais (1772-1838), físico francês, também publica suas teorias sobre os sistemas de nosologia e define as doenças como irritações das vísceras. Acreditava que as doenças se manifestavam quando as funções normais dos órgãos falhavam ou eram alteradas (BYNUM, 2006). Em sua opinião, os tratamentos dependiam das intervenções médicas, e a natureza não teria o poder de cura natural relatado por seus precursores.

Por meio dos avanços tecnológicos que aprimoraram os microscópios, e com o advento da Bacteriologia, os biologistas avançaram nos estudos dos tecidos vivos. Surge, então, o conceito de célula, elaborado, inicialmente, em 1824, pelo fisiologista francês Joachim Henri Dutrochet (1776-1847). Esse conceito fundamentou o entendimento de que um organismo vivo se agrupa a outros para formar os diversos tecidos que darão origem aos diferentes órgãos do corpo humano.

Em 1878, Louis Pasteur (1822-1895), outro francês, cientista químico, bacteriologista e estudioso da microbiologia, revela a existência de microrganismos causadores de patologias (HEGENBERG, 1998). A partir

---

[13] Dentre elas, destaca-se a teoria de Giovanni Battista Morgagni (1682-1771), médico que estabeleceu as bases da Anatomia Patológica.

de então, as doenças passam a ser concebidas, em grande parte, como a simples contaminação do organismo sadio por microrganismos causadores de diversas patologias.

Desse modo, os antigos métodos naturais de cura passaram a perder espaço para as novas concepções e tratamentos propostos pela medicina convencional que, por meio de pesquisas científicas e avanços tecnológicos, introduziu ferramentas alternativas para combater as doenças, como os medicamentos e as intervenções cirúrgicas.

Atualmente, o conceito de doença, conforme a Biblioteca Regional de Medicina (Bireme)[14] é:

> O processo patológico definido com um quadro característico de sinais e sintomas. Pode afetar o corpo inteiro ou quaisquer de suas partes. Sua etiologia, patologia e prognóstico podem ser conhecidos ou desconhecidos (BIREME, 2022, p. 1).

Portanto, a concepção do que seria saúde e doença modificou-se e ganhou contornos bastante distintos paralelamente à evolução da medicina.

2.2 O SURGIMENTO DA NATUROPATIA

A medicina evoluiu de forma gradual paralelamente às demais Ciências impulsionadas pelo desenvolvimento tecnológico e científico. Os avanços, principalmente na área da microbiologia, estimularam os tratamentos isolados que passaram a ser cada vez mais desconectados da natureza e mais dependentes do uso de fármacos, cirurgias e outros métodos não naturais.

Medicamentos e drogas artificiais para tratamentos de diferentes sintomas foram paulatinamente introduzidos nas práticas terapêuticas ao longo do tempo. Com isso, os tratamentos para a manutenção da homeostase do organismo foram sendo cada vez menos utilizados, contrariando as recomendações de Hipócrates pautadas no resgate do equilíbrio humoral do organismo por meio dos quatro elementos na natureza (terra, fogo, água e ar).

Contudo, muitos praticantes da Naturopatia, na Europa e nas Américas, ainda mantiveram suas convicções relativas às práticas de promoção e manutenção da saúde por meio do estímulo da vitalidade corporal, do uso de terapias naturais e da cura pela natureza.

---

[14] A Biblioteca Regional de Medicina é um repositório de Informações em Ciências da Saúde do Centro Latino-Americano e do Caribe. É um centro especializado da Organização Pan-Americana da Saúde/Organização Mundial da Saúde (Opas/OMS) orientado à cooperação técnica em informação científica em saúde.

Eles partilhavam do entendimento de que "a verdadeira ciência não se esconde nos laboratórios, nem se capta através dos aparelhos, nem se aprende nos livros e muito menos nos cadáveres; ela vive e palpita na natureza, e se adquire pela observação dos fenômenos naturais e pela própria experiência." (ACHARÁN, 1984, p. 8). Pois, para eles as doenças eram resultantes de um corpo intoxicado por fatores diversos relacionados aos excessos e ao estilo de vida não saudável.

Segundo a OMS (WHO, 2010), os princípios filosóficos da Naturopatia foram lançados a partir dos ensinamentos da escola Hipocrática. Porém, é o conjunto de filosofias, técnicas, ciência e princípios, relacionadas ao Vitalismo, já presente nos séculos XVIII e XIX, que marca, de fato, a consolidação da Naturopatia no campo das Ciências da área de saúde.

O vitalismo diz respeito à capacidade inata do organismo de se autocurar. Ao lado do Holismo, que define que o todo é maior do que a soma das partes isoladas (RODRIGUES *et al.*, 2017), é uma das filosofias norteadoras da Naturopatia mundial, segundo a Federação Mundial de Naturopatia.

Nesse ponto, é importante ressaltar que as raízes filosóficas da Naturopatia, gestadas e difundidas na Grécia, sofreram influência das linhas indiana (com a Medicina Ayurvedica), chinesa (com a Medicina Tradicional Chinesa) e árabe por meio da Medicina Tradicional dos Povos Árabes (RODRIGUES *et al.*, 2017). A Tabela 1 apresenta os principais autores e filosofias que influenciaram e definiram as bases filosóficas e os métodos da Naturopatia ao longo da história recente.

Tabela 1 – Principais autores e filosofias que influenciaram as bases filosóficas e métodos da Naturopatia

Principais autores/Ano/ Local	Filosofia, método ou escola em que atuou	Comentários: foco e objetivos
Samuel Thomson (1769-1843)	Método Thomsoniano	Esse método prenunciou o "fisiomedicalismo" que deu origem a algumas formas de fitoterapia modernas.
Vincent Priessnitz (1799-1851), Europa	Técnicas terapêuticas de hidroterapia e cura pela natureza	O método se baseia na provocação da crise de cura por meio de: aplicações hidroterapêuticas quentes e frias e dieta vegetariana.

Padre Sebastian Kneipp (1821-1897), Europa	Técnicas terapêuticas de hidroterapia e cura pela natureza	O método inclui: Hidroterapia fria (aplicações curtas e parciais); caminhada em água fria; aquecimento com exercícios; uso de plantas medicinais simples; e dieta livre de tóxicos.
Dr. Arnold Rickli (1823-1926)	Métodos de cura da natureza	Recomenda estilo de vida saudável, vegetarianismo e desintoxicação; além do banho atmosférico de ar e luz refrescantes e do banho de sol quente.
Dr. Louis Kuhne (1835-1901), Alemanha	Métodos de cura da natureza	Recomenda estilo de vida saudável, luz solar, ar fresco, vegetarianismo e desintoxicação. Seu método é baseado na eliminação de toxinas do corpo por meio de banhos de vapor, de assento com água fria, e alimentos naturais.
John Harvey Kellogg (1852-1943), América do Norte	Técnicas terapêuticas de hidroterapia e cura pela natureza	Recomenda a dieta vegetariana. Kellogg é um dos primeiros médicos a verificar que o tabaco era prejudicial à saúde.
Dr. Henry Lindlahr (1862-1924)	Métodos de cura da natureza	Estabelece objetivos para alcançar a cura de doenças crônicas: economizar vitalidade, promover a assimilação dos nutrientes, promover a eliminação de matéria mórbida, corrigir lesões mecânicas e ajustar e harmonizar as condições mentais e emocionais do paciente.
Dr. Lezaeta Acharán (1881 - 1959)	Métodos de cura da natureza	Método alimentar anti-inflamatório baseado no equilíbrio térmico corporal e na otimização do processo digestivo.
Dr. Melara Méndez (1919-2024)	Métodos de cura da natureza	Método alimentar baseado na ingestão de vegetais e na capacidade digestiva do organismo humano.
Filosofia do Vitalismo (autoria indeterminada)	Caracterizada pela abrangência, antiguidade, renovações e releituras.	Sustenta que o corpo tem a função inata de manutenção da saúde. O papel do praticante é cooperar para que esses esforços sejam potencializados a partir dos poderes curativos da natureza.
Filosofia do Holismo (autoria indeterminada)	Surgiu na Grécia Antiga. O sul-africano Jan Smuts (1880-1953) é o precursor do paradigma atual.	O corpo é um complexo sistema adaptativo que existe como um todo unificado (corpo, mente e alma). Entende-se que a integralidade do sistema sobrepõe-se às partes isoladas.

Fonte: elaborada pelo autor, a partir de WHO (2010), WNF (2021), Scarim (2021) e Chaer (2006)

Oficialmente, considera-se que a Naturopatia surgiu na Europa, a partir dos trabalhos pioneiros de Priessnitz, Kneipp, Kuhne e Rickli, relacionados às práticas de hidroterapia e cura pela natureza. Em 1902, o Dr. Benedict Lust estabelece a Naturopatia na América do Norte, aplicando o uso dos métodos de cura natural com sucesso. Desse modo, a Naturopatia se expande rapidamente para o Pacífico Ocidental, a Ásia, a América Latina e o Caribe, a África e para os demais países europeus.

Desde 1920, a Naturopatia passou a ter o seu exercício regulamentado em diversas regiões da Europa e da América do Norte. Em 2013, a OMS publicou o documento *Estratégia de Medicina Tradicional da Organização Mundial da Saúde 2014 – 2023*, no qual afirmou (OMS, 2013) que a Medicina Tradicional e Complementar (MTC), categoria que inclui a Naturopatia como estratégia terapêutica, é praticada em muitos países do mundo e que a demanda por esses serviços tem se mantido crescente.

Segundo Rodrigues *et al.* (2017), entre as décadas de 1960 e 1980, a Naturopatia passou por um renascimento à medida que o público, em muitas partes do mundo, se desencantou com as chamadas "práticas médicas ocidentais", para voltar o seu interesse para as práticas holísticas de saúde que enfatizam estilos de vida saudáveis, bem como a promoção da saúde e a prevenção de doenças.

Nesse sentido, o Relatório Global da OMS sobre Medicina Tradicional e Complementar – MTC (WHO, 2019) relata que, no ano de 1999, apenas 25 dentre os países-membros da OMS possuíam uma política de Medicina Tradicional e Complementar. No ano de 2018, esse número saltou para 98 países — os quais também reconheceram a Naturopatia como um tipo de MTC praticada em seus territórios. No entanto, apenas nove países regulamentaram a prática específica da Naturopatia (WHO, 2019).

Ainda que o número de institutos de Naturopatia tenha percebido um relevante incremento em nível mundial e que os naturopatas tenham ganhado reconhecimento como profissionais da saúde e como especialistas na área de terapias naturais, no Brasil, a Naturopatia ainda permanece sem regulamentação e com poucas perspectivas concretas, apesar de sua relevância e seu reconhecimento internacionais.

Contudo, está em regime de tramitação ordinária, na Câmara dos Deputados, desde 2021, a proposta do Projeto de Lei n.º 2622/2021, de autoria da deputada Professora Rosa Neide, que dispõe sobre a regulamentação da atividade profissional de naturopata e dá outras providências (BRASIL, 2023).

Atualmente, a proposta está pronta para distribuição à Comissão de Saúde em substituição à extinta Comissão de Seguridade Social e Família (CSSF), em que já havia parecer positivo do relator. Assim que for apreciado, o Projeto de Lei deve seguir para aprovação em outras Comissões: Comissão de Trabalho, de Administração e Serviço Público (CTASP) e Comissão de Constituição e Justiça e de Cidadania (CCJC).

2.3 O CONCEITO DE NATUROPATIA

De acordo com a *World Naturopathic Federation* (WNF, 2021), as bases fundamentais da Naturopatia são formadas a partir de duas filosofias essenciais para o entendimento do funcionamento do organismo humano e de como se dá a instalação das doenças no corpo: o Vitalismo e o Holismo.

Segundo o Vitalismo, o organismo humano possui a capacidade inata de se curar. E, segundo o Holismo, fica estabelecida a relevância de que o todo é maior do que a soma das partes. Portanto, a instalação de uma doença no corpo só seria possível a partir do momento em que esse perde a sua capacidade inata de produzir vitalidade. Ao passo que, quando um órgão se encontra comprometido, se admite que o todo está doente e a parte do corpo que apresenta os sintomas e sinais da doença está sendo utilizada apenas como sinalizadora do comprometimento da saúde global do indivíduo.

Segundo a WNF (2021), a Naturopatia é regida por sete princípios fundamentais. Esses princípios refletem as bases conceituais da Naturopatia:

i. primeiro, não fazer mal *(primum non nocere);*

ii. o poder de cura da natureza *(vis medicatrix naturae);*

iii. tratar a causa *(tolle causam);*

iv. tratar a pessoa de forma integral *(tolle totum);*

v. o naturopata como Mestre *(docere);*

vi. promoção da saúde e prevenção de agravos e doenças;

vii. proporcionar bem-estar.

Como ponto inicial, o princípio orientador para o naturopata diz respeito ao dever de priorizar terapias menos invasivas e não prejudiciais. Assim, o primeiro princípio considera que o tratamento jamais deve fazer mal ao paciente.

A Naturopatia utiliza diferentes recursos, métodos e substâncias que minimizem, ao máximo, o risco de gerar efeitos secundários prejudiciais, denominados como efeitos colaterais. Os tratamentos naturopáticos devem, portanto, evitar a incidência de efeitos adversos que podem vir a piorar o estado de saúde do paciente que já se encontra com algum desequilíbrio orgânico.

O segundo princípio se refere ao poder de cura da natureza, pois a Naturopatia entende que, se os obstáculos ao bem-estar são removidos, a cura pode ocorrer naturalmente.

Esse conceito é fundamentado na filosofia do Vitalismo. Nesse sentido, admite-se que a Naturopatia parte do princípio de que o corpo humano possui a capacidade inata de se curar. E, para atender a esse princípio, as terapias, as práticas e os tratamentos devem fortalecer e estimular o poder inato do corpo humano de autorrestabelecimento da saúde – capacidade que estaria presente em cada indivíduo desde o nascimento.

O terceiro princípio preconiza a identificação e o tratamento da causa dos sintomas e do mal-estar. A Naturopatia prima pela saúde integral do indivíduo, ao contrário de muitos tratamentos convencionais dedicados à exclusiva supressão de sintomas.

A prescrição de ervas, pomadas ou terapias com foco na eliminação de desconfortos físicos, como por meio da recomendação do uso de chás para dificuldades digestivas, estaria simplesmente fornecendo conforto paliativo e psicológico ao paciente. A prática da Naturopatia implica a avaliação e o tratamento da causa primária dos sintomas. Assim, as técnicas para alívio das ocorrências adversas seriam aplicadas de forma complementar ao tratamento principal, a fim de colaborar para reduzir o desconforto do paciente durante o tratamento.

O tratamento do indivíduo de forma integral é o quarto princípio da Naturopatia. Ele preconiza que se deve compreender as necessidades, os desejos, as crenças, o estilo de vida e as escolhas do paciente, a fim de recomendar as terapias naturais adequadas para o tratamento integral e individualizado. O tratamento deve ser sempre específico para cada indivíduo, respeitando todas as características pessoais e culturais que contribuam para sua vitalidade e saúde.

A concepção do indivíduo em sua integralidade fundamenta-se na filosofia do Holismo. Nesse sentido, o tratamento naturopático deve considerar todas as questões que envolvem o paciente de forma ampla e abrangente, tais como: histórico de evolução clínica, hábitos, rotinas e estilo de vida, cultura, religião, aspectos físicos, emocionais e mentais, além de questões genéticas, espirituais, relações sociais, ambientais, dentre outras.

O quinto princípio da Naturopatia define o naturopata como Mestre. Compartilhar conhecimentos e promover a autonomia e o senso de responsabilidade dos pacientes é uma das funções do profissional da Naturopatia. Esclarecer conceitos equivocados e orientar as pessoas sobre estilo, modo e condição de vida saudáveis e que gerem vitalidade é fundamental. Por isso, o naturopata é considerado um Mestre – um professor de grande saber.

A promoção da saúde e a prevenção de agravos e doenças é outro importante princípio fundamental da Naturopatia. O terapeuta ou médico naturopata deve atuar como um agente motivador para a promoção da saúde do paciente, sobretudo, por meio de orientações para a incorporação de mudanças de estilo de vida, que favoreçam a prevenção de doenças e que promovam a recuperação do enfermo ao seu estado natural saudável.

Por fim, a Naturopatia deve atuar segundo o sétimo princípio que é o dever de proporcionar bem-estar. Independentemente da condição de vida atual do indivíduo sob os cuidados da Naturopatia, as práticas terapêuticas recomendadas devem proporcionar o bem-estar global em consonância com as características individuais de cada paciente. A abordagem e as condutas do profissional naturopata devem respeitar as condições e os limites pessoais de cada indivíduo.

Nesse contexto, a Naturopatia é entendida como a arte, a filosofia e a ciência que diagnostica, trata e previne doenças, com o auxílio de métodos e recursos naturais que apoiam e estimulam a capacidade intrínseca do corpo para se curar (HOUGH; DOWER; O´NEIL, 2001). E, desse modo, a doença seria, tão somente, a inibição do poder de cura inato do corpo.

Portanto, pode-se afirmar que a Naturopatia é o ramo da medicina que não se dedica a curar doenças, mas a buscar a saúde do corpo humano. Ela reconhece a unidade do corpo e considera vital o funcionamento harmônico de seus órgãos integrantes. Compreende e proclama a simbiose (MÉNDEZ, 1991b, p. 31), para, assim, promover a saúde e o bem-estar.

Segundo Rodrigues *et al.* (2017), a abordagem terapêutica multidimensional e singular é intrínseca às práticas naturopáticas. De modo que essas devem compreender a desintoxicação, a revitalização, a estabilização e a regeneração corporal. Ao contrário do simples tratamento de sintomas, a abordagem naturopática deve tratar o indivíduo de forma integral e individual, a partir do poder de cura da natureza – *vis medicatrix naturae.*

Hipócrates dizia que não são os médicos que curam, mas a natureza. Afirmava que a virtude dos médicos consistia apenas em ajudar a natureza a realizar o seu papel. Paracelso, que também seguia a mesma linha de raciocínio, afirmava que ninguém pode curar outra pessoa e que somente a natureza cura.

Assim, a Naturopatia diz respeito a um conjunto de técnicas terapêuticas naturais que, associadas ou não, possibilitam ao terapeuta naturopata interagir com indivíduos que se encontram em estados alterados não saudáveis – tóxicos e propícios ao desenvolvimento de enfermidades —, com o objetivo de orientá-los e auxiliá-los a restaurar o equilíbrio natural do corpo enfermo — ao contrário das linhas cujo foco é a cura do doente ou de alguma doença específica.

Segundo os princípios da Naturopatia, o restabelecimento do estado de normalidade do organismo terá como consequência natural e invariável a recuperação da saúde integral do paciente.

3

EXPOENTES DA NATUROPATIA MODERNA E SEUS PROTOCOLOS ALIMENTARES

A Naturopatia praticada atualmente incorporou, ao longo da história, técnicas, teorias e influências de diferentes culturas por meio de seus filósofos, estudiosos e cientistas. Desse modo, tem, à sua disposição, um vasto conjunto de práticas terapêuticas naturais que, utilizadas em conjunto ou isoladamente pelo naturopata, terão influência determinante no sucesso de cada tratamento.

Segundo a *World Naturopathic Federation* (WNF, 2021), a prática naturopática é complexa e multidisciplinar e inclui, dentre suas disciplinas essenciais: a Nutrição Aplicada, a Nutrição Clínica, a Fitoterapia[15], as Orientações Especializadas (sobre mudança de hábitos ou estilo de vida e aconselhamento sobre a mente e o corpo), a Medicina Física Naturopática, a Hidroterapia e outras terapias autorizadas por regulamentos regionais, além da Educação Naturopática.

As modalidades terapêuticas mais comumente utilizadas atualmente nos países-membros da Organização Mundial da Saúde para tratamentos por meio da Naturopatia são (WHO, 2010): Acupuntura[16], Medicina Botânica ou Fitoterapia, Aconselhamento ou orientações sobre estilo de vida saudável, Homeopatia[17], Hidroterapia, Manipulação óssea naturopática, Nutrição Trofoterápica e Terapias físicas.

Dentre essas, a Trofoterapia, tema central desta obra, diz respeito à aplicação dos conhecimentos trofológicos na conduta de um tratamento de saúde. A palavra Trofologia deriva do grego *trophé* (nutrição) e *lógos* (tratado)

---

[15] "O termo Fitoterapia foi dado à terapêutica que utiliza os medicamentos cujos constituintes ativos são plantas ou derivados vegetais, e que tem a sua origem no conhecimento e no uso popular" (BRASIL, 2012, p. 13).

[16] A Acupuntura tem origem com a união das palavras *acus* (agulha) e *punctura* (picada). O termo diz respeito à aplicação de agulhas em pontos específicos da pele – os acupontos ou pontos de acupuntura – com o objetivo de curar e prevenir doenças (VASCONCELOS *et al.*, 2011).

[17] O termo foi definido pelo médico alemão Samuel Hahnemann, em 1796. É uma metodologia científica que "emprega o princípio de cura pela similitude, administrando doses infinitesimais de substâncias medicinais que, ao terem sido experimentadas previamente em pessoas sadias, apresentaram sintomas semelhantes aos do indivíduo enfermo" (TEIXEIRA, 2006, p. 31).

e consiste no estudo e na aplicação científica da nutrição com fins terapêuticos. É a ciência que trata da nutrição (MÉNDEZ, 1991a) para a saúde.

A Trofologia é uma ciência complexa pautada por bases exatas que fundamentam a teoria da cura por meio dos alimentos. Estuda as combinações alimentares de acordo com sua compatibilidade química em razão dos impactos, sobretudo, nos processos de digestão nos quais atuarão diferentes enzimas digestivas. Na Trofologia, assentam-se métodos para restabelecer a saúde mediante uma alimentação adequada às necessidades do corpo, que, devidamente aplicados, produzem resultados perfeitos no organismo por meio de reações orgânicas de anabolismo e catabolismo.

Além de ser uma necessidade básica para a formação e sobrevivência dos seres vivos, a alimentação é um dos pilares estruturantes e imprescindíveis para os tratamentos de Naturopatia desde a Antiguidade clássica. Há evidências de que, tanto os povos essênios — contemporâneos de Jesus Cristo — como a Medicina Tradicional Chinesa e a Medicina Ayurvedica Indiana utilizavam a Trofoterapia para a obtenção e manutenção da saúde.

Desse modo, a Trofoterapia tem se desenvolvido e se consolidado por meio do trabalho de estudiosos, médicos e especialistas que se pautam nos princípios da Naturopatia para a estruturação de seus métodos até os dias atuais. Um exemplo emblemático recente diz respeito ao trabalho do médico alemão Max Gerson (1881-1959), idealizador de uma terapia natural para a cura do câncer formatada como um ambicioso programa nutricional definitivo para salvar vidas.

A terapia proposta por Gerson define uma forma ideal de comer (GERSON; WALKER, 2016) e consiste num tratamento trofoterápico natural e biológico que usa os próprios mecanismos de cura do corpo para a eliminação das doenças debilitantes. O método é composto por um conjunto de procedimentos condicionados a protocolos alimentares específicos.

Dentre as suas recomendações, Gerson incorporou ensinamentos antigos acerca do preparo de uma sopa peculiar, cuja receita foi atribuída a Hipócrates – que já prescrevia os alimentos como recomendação terapêutica aos seus pacientes. Além de resgatar a "Sopa de Hipócrates", Gerson desenvolveu uma dieta alimentar baseada na ingestão de sucos naturais, ricos em micronutrientes para tratar seus pacientes (GERSON; WALKER, 2016).

Atualmente, a medicina convencional também recomenda atenção especial à questão alimentar, mas não considera a Trofoterapia — ao contrário da Naturopatia — como pilar estrutural para o restabelecimento da saúde, mas, sim, as drogas alopáticas e intervenções cirúrgicas.

Contudo, orientações nutricionais, cuidados com a alimentação e hábitos alimentares são aspectos centrais de praticamente qualquer recomendação oficial publicada por instituições nacionais ou internacionais que se dedicam aos cuidados com a saúde atualmente. Sejam elas mais ou menos sensíveis às teorias naturopáticas ou mesmo dedicadas aos cuidados da saúde de outros seres vivos – como os animais ou as plantas –, a alimentação e saúde são sempre apresentadas como uma dupla indissociável.

Nesse contexto, foram selecionados três importantes expoentes da Naturopatia moderna que utilizam a Trofoterapia como eixo central de seus métodos de tratamento de saúde. Assim, foram conduzidas pesquisas bibliográficas para a identificação, sistematização e análise dos métodos trofoterápicos desenvolvidos por:

Dr. Louis Kuhne (1835-1901), médico naturopata alemão, conhecido, principalmente, por seus métodos de Hidroterapia com água fria;

Dr. Manuel Lezaeta Acharán (1881-1959), médico naturista chileno, advogado e escritor, discípulo do padre Tadeo Vicente[18] e um dos maiores pioneiros da Medicina Natural;

Dr. José Efraín Melara Méndez (1919-2024), salvadorenho, doutor em Medicina Naturopática, um dos maiores nomes da Naturopatia mundial.

3.1 MÉTODO TROFOTERÁPICO DO DR. LOUIS KUHNE

Louis Kuhne (1835-1901), médico naturopata alemão, desenvolveu um método descrito por ele mesmo como: "a nova arte de curar sem remédios nem operações" (KUHNE, 2009). Sua metodologia se fundamentava nos métodos naturalistas de curar, propostos por Priessnitz, Schorth[19], Rausse[20]

---

[18] Médico alemão (1858-1926) que abandonou a medicina para se dedicar exclusivamente à Naturopatia. Introduziu a Naturopatia no Chile e foi autor da publicação: *A Medicina Natural do Padre Tadeo*.

[19] Johann Schroth (1798-1856) foi um naturopata austríaco adepto do método naturista de cura e um dos primeiros defensores do jejum e da terapia de calor úmido (LLOYD, 2009). A partir de observações de animais doentes que se recusavam a comer, desenvolveu a ideia de uma dieta austera para humanos que incluísse um regime de dietas secas e líquidas.

[20] J. H. Rausse (1803-1848) foi um médico alemão, hidroterapeuta e autor da obra: A cura pela água, aplicada a todas as doenças conhecidas. Um demonstrativo completo sobre as vantagens do sistema de cura pela água, mostrando também a falácia dos métodos medicinais convencionais e sua inabilidade de promover a cura permanente (RAUSSE, 1855).

e Theodor Hahn [21]. "A nova arte de curar sem remédios e sem intervenções cirúrgicas só tem uma coisa em comum com a alopatia: o corpo humano. Em tudo o mais, seus fins e seus recursos acham-se diametralmente opostos" (KUHNE, 2009, p. 6).

O Dr. Khune era conhecido, principalmente, por seus métodos de Hidroterapia com água fria por meio dos quais tratava os doentes com banhos e aplicações de água sob uma grande variedade de formas, como (KHUNE, 2009): duchas, esguichos, banhos parciais, banhos completos, banhos de assento, banhos de vapor, entre outros.

Aplicava, com sucesso, tais terapias para a cura de doenças, contanto que o doente dispusesse da energia vital necessária para a sua recuperação. Além de aperfeiçoar e simplificar ao máximo as técnicas hidroterápicas, desenvolveu, complementarmente, um método trofoterápico não estimulante baseado nas leis da natureza, bastante claro e preciso.

É importante notar que, até aquele momento, os métodos naturais empregados por seus pares preocupavam-se em ajustar, com certa frequência, as dietas dos doentes. Mas isso se dava, quase sempre, de maneira imprecisa e arbitrária (KHUNE, 2009).

A fim de complementar seu método de tratamento, Kuhne desenvolveu uma técnica própria para a avaliação da saúde de seus pacientes. Ele observou que as doenças alteram a forma do corpo físico, modificando as expressões faciais e feições da cabeça, do rosto e do pescoço. Essas técnicas são empregadas até os dias atuais e consistem num importante ferramental para o terapeuta naturopata.

Em seus estudos, o Dr. Kuhne (2009) observou, ainda, que as alterações verificadas no formato do rosto e do pescoço ocorrem também, e em maior escala, na região do baixo ventre e tronco. Isso porque o aumento de volume nessas regiões é causado por substâncias morbosas que penetram entre os tecidos musculares e provocam nódulos, enrijecimento e falta de flexibilidade.

Tais substâncias mórbidas surgem no organismo, segundo Khune, sobretudo, por meio de uma digestão ineficiente. Portanto, a frequente introdução de alimentos de difícil digestibilidade no corpo humano seria responsável por uma série de substâncias não desejadas e de difícil elimi-

---

[21] Theodor Hahn (1824-1883) foi um médico alemão e principal seguidor de Rausse. Utilizava as técnicas de hidroterapia e tratamentos naturais. Publicou os trabalhos inéditos de Rausse, seu mentor, após sua morte (HLADE, 2022).

nação pelos órgãos excretores, pele, bexiga e intestino. Ao longo do tempo, o acúmulo dessas substâncias nocivas sobrecarregaria os demais órgãos abdominais e toráxicos, provocando gases, que, elevados até a região do pescoço e da cabeça, causariam a deformação.

Para a avaliação de qualquer paciente, o Dr. Kuhne recomendava, em primeiro lugar, que esse se movimentasse de diferentes formas. A dificuldade em girar a cabeça e o pescoço, por exemplo, seria um indicativo de tensões nessas regiões. A incapacidade de realizar esses movimentos sinalizaria um estado mais avançado de doença, uma vez que não haveria mais espaço entre os tecidos para o depósito de substâncias estranhas.

Quando os espaços entre os tecidos ficam reduzidos — sobretudo, por causa dos gases gerados por matérias mórbidas acumuladas no organismo —, começam a se formar nódulos nessas regiões. Justamente pela falta de espaço físico, o corpo acaba criando alguns nós ao lado do tecido muscular e embaixo da pele, que podem ser visualizados ou apalpados com facilidade (KUHNE, 2009).

Desse modo, o método criado para a avaliação da saúde enfatizou que os principais órgãos a serem analisados para uma avaliação eficiente são os responsáveis pelo processo digestivo. Essa orientação se deu em razão da conclusão de que, para um bom e completo funcionamento do corpo humano, a digestão deve ser efetiva e funcionar sem qualquer tipo de perturbação. Para tanto, a alimentação adequada seria indispensável.

Para cada um de seus pacientes, o Dr. Louis Kuhne desenvolvia um conjunto de práticas terapêuticas únicas, baseadas nas necessidades individuais e com vistas a devolver a saúde integral ao doente. A terapia alimentar pode ser considerada como o pilar estruturante desse conjunto de práticas.

O método trofoterápico preconizado por Dr. Kuhne respaldava-se nos seguintes princípios (KUHNE, 2009): exclusão de alimentos impróprios para o consumo; combinação entre os diferentes alimentos; e controle das quantidades ingeridas. Além disso, havia recomendações individualizadas sobre os momentos apropriados para a ingestão ou não de alguns tipos de alimento.

Outra importante recomendação proposta por Kuhne em sua terapia alimentar relaciona-se com a qualidade do ar atmosférico presente no momento da alimentação. Isto é, fazia-se necessário respirar ar puro durante as refeições. Por considerar o ar como o principal alimento para os seres vivos, o médico alemão recomendava que as refeições fosses realizadas em locais abertos, não tumultuados e com boa circulação de ar.

Sua teoria se justificava pelo entendimento de que o ar presente em locais fechados, inspirado e expirado muitas vezes pelos ocupantes do local, produz reações químicas pouco regenerativas no corpo humano. Por ser um ar pobre em oxigênio e saturado por substâncias tóxicas ao ser humano — como o gás carbônico —, poderia, inclusive, vir a causar dores de cabeça e outros males. Assim, a alimentação ao ar livre — com qualidade do ar adequada — em locais tranquilos e em ambientes com climas frescos ainda é considerada fundamental para a garantia da digestão eficiente (COE, 2022).

Segundo o Dr. Kuhne, a doença só poderia desenvolver-se no organismo sadio por meio de uma dieta com excesso de alimentos ou, então, em razão de uma alimentação irracional[22]. Essas seriam as duas possíveis causas do desequilíbrio digestivo, tendo como consequência a geração de matérias mórbidas tendentes a se acumular nos organismos.

Os efeitos maléficos de uma alimentação irracional podem não ser imediatos e, em alguns casos, tardar muitos anos para se manifestar. Ainda assim, a alimentação irracional pode ocasionar diferentes patologias, tais como: obesidade, enfraquecimento, dores no corpo e diferentes doenças crônicas. O achado mais relevante, no entanto, é que as diferentes patologias têm sempre uma única causa: a má digestão ou a supernutrição (KUHNE, 2009).

Assim, o jejum também era utilizado como estratégia para aliviar o sistema digestivo como uma forma efetiva de se evitar a supernutrição e, com isso, diminuir as doenças do corpo. Quanto maior a quantidade de alimentos indigestos presente na alimentação de uma pessoa, mais sobrecarregado estará o sistema digestivo e, por consequência, maior deverá ser o período de jejum adotado para eliminar os resíduos tóxicos produzidos.

A teoria alimentar de Khune ainda estabelecia que, conforme os hábitos alimentares de cada indivíduo, produzia-se uma força vital — maior ou menor — correspondente no corpo. Haveria, portanto, alimentos vantajosos para a saúde humana, enquanto outros seriam prejudiciais. A escolha de alimentos saudáveis pelos indivíduos resultaria em maiores níveis de força vital (vitalidade) e menor sobrecarga no organismo.

---

[22] O termo "alimentação irracional", utilizado por Kuhne (2009), refere-se à ingestão de alimentos não adequados à dieta humana — conforme as prescrições de seu método alimentar.

O grau de digestibilidade dos alimentos, segundo Kuhne (2009), tem influência direta na geração de energia vital no organismo. Dessa forma, os ovos, a carne, as bebidas alcóolicas, os alimentos industrializados, o chocolate, o café, o chá ou outros alimentos repletos de conservantes não poderiam ser considerados nutritivos nem, tampouco, fortificantes para os seres humanos — por serem caracterizados como alimentos de difícil digestibilidade.

Portanto, o conhecimento acerca dos alimentos com maior grau de digestibilidade é fundamental para um processo alimentar de qualidade e que proporcione vitalidade e energia. Para Khune, os alimentos ideais são os que se encontram no seu estado natural e que demonstram ser apetitosos para os seres humanos.

Ainda, segundo Kuhne (2009), quando os alimentos perdem a sua forma natural por quaisquer interferências durante o preparo — tais como o cozimento, a conservação em meio ácido ou por salga, a desidratação, a defumação, o preparo de sucos, dentre outras —, há diminuição imediata de sua digestibilidade e, consequentemente, de sua energia vital.

O método Trofoterápico do Dr. Kuhne considera que, quanto mais se interfere no estado original do alimento, maior é a perda de sua energia vital, e, portando, dentre os alimentos cozidos, os mais indicados para ingestão humana são aqueles que sofreram menor interferência, tais como: os menos salgados, aqueles cozidos em baixas temperaturas ou os alimentos típicos de cada estação do ano — mais frescos quando comparados aos demais alimentos acondicionados por quaisquer técnicas de conservação (desidratação, conservas, defumação, dentre outras).

Isso porque os alimentos naturais e íntegros possuem um conjunto de substâncias que facilitam o processo digestivo. Os micronutrientes, as vitaminas, os sais minerais, as enzimas e todas as demais moléculas presentes nos alimentos integrais fornecem ao corpo os requisitos naturais para a digestão e absorção de forma adequada.

A transformação de alimentos sólidos em líquidos, como sucos ou sopas, também seria desnecessária, por dois motivos específicos: primeiro, por interferir na integridade do alimento, o que prejudica a capacidade digestiva; segundo, porque o uso contínuo de alimentos líquidos provoca a dilatação do estômago – dessa forma, a recomendação para sopas e sucos seria válida somente para pessoas com dificuldade de mastigar e deglutir alimentos íntegros.

Para orientar o processo de escolha dos alimentos a serem ingeridos, Kuhne alerta que qualquer alimento que se encontre em seu estado natural, mas seja percebido como repugnante ao apetite natural do ser humano, será sempre prejudicial à saúde — ainda que passe por qualquer processo de preparo. Dentre esses alimentos, considera a carne como o mais prejudicial. Isso porque nenhuma pessoa em sua normalidade interessar-se-ia em comer carne em seu estado natural: seja um animal vivo, seja imediatamente abatido.

Os preparos de alimentos não apetitosos em seu estado natural — como o cozimento das carnes — teriam, tão somente, a função de distrair os sentidos humanos e evitar a repugnância. Porém, as substâncias que, naturalmente, provocam ojeriza ao instinto natural humano permaneceriam indigestas e, consequentemente, prejudiciais à saúde.

Assim, em relação à escolha de alimentos que devem compor a dieta humana, a indicação do Dr. Kuhne é de que sejam consumidos os alimentos naturais, íntegros, apetitosos ao ser humano em seu estado natural e que, preferencialmente, não tenham finalizado o seu processo de maturação, pois alimentos em estado de maturação incompleta seriam mais digeríveis e fortificantes do que os alimentos completamente maduros.

Portanto, escolher as frutas parcialmente maduras seria o procedimento ideal, porquanto a fruta totalmente amadurecida já caminha para o processo de apodrecimento. O mesmo entendimento seria aplicável aos legumes e demais vegetais. Os alimentos frescos e tenros, além de mais apetitosos ao paladar, são também mais digeríveis e, portanto, contribuem para a obtenção de melhores resultados na manutenção e restabelecimento da saúde humana.

Grãos de cereais e leguminosas também devem ser consumidos em sua integridade, pois a retirada de quaisquer de suas partes prejudicaria a digestão. A recomendação de Kuhne para o preparo dos grãos preconiza que estes devem ser submetidos ao processo de cocção pelo menor tempo possível e com pouca água, até que estejam macios o suficiente para a mastigação e sem que reste qualquer líquido junto dos alimentos cozidos.

A combinação de alimentos e o momento mais apropriado para a ingestão de cada tipo de alimento também são aspectos cruciais do método proposto por Kuhne. Até mesmo os alimentos naturais, se ingeridos em períodos não adequados à perfeita digestão ou, então, quando combinados a outros alimentos de maneira equivocada, serão passíveis de fermentação no trato gastrointestinal e poderão causar diarreias, gases e outras disfunções orgânicas.

A mastigação, responsável pelo início do processo digestivo na boca, era considerada como condição necessária e essencial para que os alimentos pudessem chegar ao estômago de forma a promover a boa digestão. Por esse motivo, o consumo de sopas e sucos não era recomendado. Nesse caso, o entendimento era tal que, por não passarem pelo processo de mastigação, os alimentos servidos na forma líquida prejudicariam a digestibilidade.

Quanto à quantidade e a forma como os alimentos deveriam ser inseridos na dieta, Kuhne (2009) defende que não existe um único padrão que possa ser aplicado a todas as pessoas. Ele afirma que cada um deve achar, por si, aquilo que para si julgar melhor. A afirmativa não sugere que o indivíduo deva escolher o que mais agrada ao olfato ou ao paladar — pois esses dois sentidos naturais humanos podem ser alterados em razão do estilo de vida ou de hábitos culturais —, mas, sim, perceber quais as escolhas resultariam no verdadeiro bem-estar ao corpo.

Para tanto, o Dr. Kuhne elaborou um método científico-indutivo a fim de ajudar os seus pacientes a decidirem o que comer e quando comer. Definiu três etapas a partir de requisitos fundamentais do processo científico (KUHNE, 2009): 1) coletar observações; 2) deduzir consequências; e 3) fazer experiências. Com a aplicação frequente desse método, cada indivíduo poderia observar os resultados que os alimentos ingeridos causavam em seus corpos para, então, decidir, com base em evidências, o que comer e em quais quantidades.

A aplicação reiterada desse método científico levou Kuhne a concluir que o ser humano é frugívoro por diversos fatores (KUHNE, 2009): o formato da dentição humana; o tamanho do estômago; a proporção entre o tamanho do intestino em relação ao corpo; os tipos de alimentos que despertam os sentidos da visão e do olfato; e pela verificação de que a ingestão de carne por mulheres que estão amamentando interfere na produção do leite materno — alimento essencial, exclusivo e natural para os recém-nascidos.

Portanto, o método trofoterápico proposto por Dr. Louis Kuhne para seus pacientes apresenta as seguintes características essenciais:

- Método Trofoterápico: método alimentar não estimulante, baseado nas leis da natureza e adequado ao perfeito funcionamento dos sistemas digestivos.

- Fundamentos centrais: digestibilidade adequada, exclusão de alimentos impróprios para o consumo, combinação entre os diferentes alimentos, controle das quantidades ingeridas, preservação da energia vital dos alimentos.

- Tipos de alimentos sólidos: exclusivamente vegetais (toda a diversidade disponível) — com exceção do leite de vaca fresco (cru) utilizado para o cozimento de aveia em casos específicos.

- Tipos de alimentos líquidos: água é o único líquido recomendado. Sucos, sopas e mistura de aveia são recomendados apenas para casos específicos (doentes com dificuldade de mastigação e deglutição).

- Características dos alimentos sólidos: alimentos íntegros, frescos e tenros, preferencialmente pouco maduros e muito pouco cozidos ou cozidos sem qualquer excedente de líquidos.

- Características dos alimentos líquidos: a água deve ser fresca e, preferencialmente, obtida de fontes correntes expostas ao sol — como as águas que brotam das montanhas.

- Sobre o momento adequado para a ingestão de líquidos: os líquidos (água) devem ser ingeridos separadamente dos demais alimentos e nunca no momento das refeições.

- Composição das refeições: as refeições devem ser compostas por frutas das árvores, cereais, legumes e tubérculos. Devem ser evitados complementos e extratos artificiais, bem como qualquer tipo de concentrado, os condimentos picantes, o açúcar e o sal.

- Quanto às quantidades recomendadas: não se deve comer em demasia, pois qualquer alimento em excesso, mesmo o mais conveniente, pode tornar-se prejudicial ao organismo.

- Método científico-indutivo para a seleção de alimentos e quantidades adequadas para cada indivíduo: método desenvolvido a fim de ajudar os pacientes a selecionarem os alimentos, as quantidades e os períodos mais adequados para as refeições. Etapas (KUHNE, 2009): 1) coletar observações; 2) deduzir consequências; e 3) fazer experiências.

- Recomendações alimentares específicas para doentes ou indivíduos com grande dificuldade de digestão: ingestão de aveia fresca moída, o menos madura possível, preparada em mistura muito espessa, com um pouco de sal e leite fresco (não cozido, a fim de não prejudicar a digestibilidade).Também se recomenda alguns tipos de variações alimentares, como o arroz, a cevada descascada, a flor de trigo, adicionados de legumes verdes, couve-flor, aspargos ou, então, frutas cozidas no forno em baixa temperatura. Porém, tais variações não são necessárias para a restauração da saúde, mas apenas para diversificar o paladar do doente.

A seguir, a Tabela 2, consolida e sistematiza as recomendações trofoterápicas do Dr. Louis Kuhne.

Tabela 2 – Sistematização do Método Trofoterápico do Dr. Louis Kuhne

Tipo de alimento	Recomendação para a dieta		
	Excluir	Priorizar	Aceitável
Carnes de qualquer tipo	●		
Ovos	●		
Leite	●		
Caldos de carne	●		
Água		●	
Bebidas alcoólicas (Vinho, cervejas, entre outros)	●		
Sucos	●		
Café	●		
Chás	●		
Outros tipos de líquidos	●		
Sopas	●		
Chocolate	●		
Farinhas refinadas	●		
Alimentos frescos		●	
Frutas quase maduras		●	
Frutas maduras			●
Frutas secas			●
Cereais integrais		●	
Cereais não integrais	●		

Legumes frescos	•	
Legumes pouco cozidos		•
Leguminosas	•	
Tubérculos	•	
Farinhas refinadas	•	
Farinhas de moagem grossa		•
Alimentos em seu estado natural	•	
Alimentos com preparo simplificado		•
Alimentos processados	•	
Alimentos ultraprocessados	•	

Fonte: o autor

3.2 MÉTODO TROFOTERÁPICO DO DR. MANUEL LEZAETA ACHARÁN

O Dr. Lezaeta Acharán (1881-1959), um dos pioneiros da Medicina Natural, foi o idealizador da "Doutrina Térmica de Saúde". Segundo esta, não há doente sem febre, e a febre interna indicaria o estado de doença — resultado do desequilíbrio térmico do organismo, causado pela alimentação equivocada ou pelo uso de medicamentos. A saúde não estaria atrelada a uma questão microbiana, mas funcional, relacionada ao estado de normalidade funcional do organismo.

Segundo Acharán (1979, p. 42), a "Doutrina térmica ensina o homem a manter ou recuperar a sua Saúde mediante o equilíbrio das temperaturas interna e externa do seu corpo". Assim, os tratamentos prescritos por Lezaeta para o restabelecimento da saúde são compostos por um conjunto de práticas terapêuticas focadas no ajuste do equilíbrio térmico do organismo.

Segundo Acharán (1979), a causa da febre do organismo é atribuída, na maior parte dos casos, às consequências da má digestão, induzidas pela alimentação não natural ou pela ação de substâncias químicas no organismo, tais como: medicamentos, pesticidas, fertilizantes, dentre outras.

No entanto, outra causa apontada para a febre orgânica é decorrente de algum trauma sofrido por pancada, acidente ou outro tipo de intervenção externa, pois qualquer tipo de lesão da pele — como perfuração ou corte — ou impactos na estrutura corporal — como quedas ou quebra de estruturas ósseas — também provocarão elevação da temperatura corporal, principalmente no local da lesão. Porém, neste estudo, será abordada, exclusivamente, a febre decorrente da ingestão de alimentos inapropriados.

A febre orgânica pode manifestar-se de duas maneiras no corpo. Uma delas é denominada "febre externa", percebida na superfície da pele e medida facilmente por meio de termômetros. O segundo tipo é conhecido como "febre interna", que, como o próprio nome diz, ocorre na parte interior do corpo humano, principalmente na região do abdômen, e não pode ser medida com termômetros.

Acharán (1979) explica que a febre externa é uma resposta natural do corpo a algum distúrbio agudo, sendo fundamental para a eliminação de substâncias não adequadas ao organismo e, portanto, benéfica por se tratar de um sinal de que algo está em desequilíbrio e necessitando de maior atenção e cuidado.

A febre interna, ou calor interno, por outro lado, é um sinal de inflamação do organismo. Segundo o Dr. Lezaeta, é a alteração que ocasiona maior desequilíbrio na saúde dos indivíduos, pois, além de não ser facilmente detectada por termômetro ou outro equipamento similar, não apresenta sintomas imediatos.

A inflamação é um processo de defesa natural do corpo contra toxinas, infecções, irritações ou outras disfunções moleculares. O calor gerado é o resultado do envio de glóbulos brancos[23] e citocinas[24] pelo corpo para proteger a região inflamada e que necessita ser reequilibrada (HYMAN, 2007).

Todas as grandes ameaças à saúde estão associadas à inflamação. O processo inflamatório do organismo é responsável por problemas cardíacos, câncer, diabetes, mal de Alzheimer, artrite, alergia e todas as doenças autoimunes. No caso da obesidade, ocorre ainda a criação de um círculo vicioso em que a gordura gera inflamação, que provoca ainda mais ganho de peso (HYMAN, 2007). Um indicador da inflamação do organismo pode ser obtido pelo exame de sangue que verifica o nível de proteína C-reativa – PCR.

Segundo Kellman (2017), um dos principais problemas de saúde nos Estados Unidos é a inflamação crônica que, além de desencadear as

---

[23] Células produzidas na medula óssea a partir de células tronco não diferenciadas que atuam nos sistemas imunes humoral e celular. Tem como alvo: infecções bacterianas, vírus extracelulares, proteínas estranhas, além de destruírem células hospedeiras infectadas por vírus, alguns parasitas e tecidos estranhos (NELSON; COX, 2019).

[24] São proteínas sinalizadoras solúveis, produzidas pelas células T auxiliares (células T_H) (NELSON; COX, 2019).

patologias graves citadas anteriormente, pode se manifestar por meio de sintomas menos agudos, mas igualmente debilitantes, como: ansiedade, constipação intestinal, depressão, disfunção sexual, fadiga, problemas de memória, queda de cabelo, dentre outros.

As doenças crônicas são produtoras de febre interna e podem afetar diferentes órgãos. A elevação da temperatura é ocasionada pelo acúmulo de substâncias não digeridas acumuladas que intoxicam o organismo, gerando congestão do sistema circulatório e bloqueando as vias excretoras, a pele, os pulmões, a bexiga e o intestino.

Sabe-se que a alimentação é o principal fator para redução da inflamação do organismo (ACHARÁN, 1979). Por esse motivo, uma dieta livre de alimentos inflamatórios é fundamental no âmbito da Trofoterapia. Os alimentos alergênicos produzem reações inflamatórias no organismo. Os mais comuns, segundo Hyman (2007), são: o trigo, os laticínios, os ovos, o milho, a soja e o amendoim. Além desses, o glúten[25] também provoca respostas inflamatórias em 1% da população mundial. Ele está naturalmente presente no trigo, no centeio, na cevada e, por contaminação no processo de produção, na aveia.

Alimentos ricos em gorduras saturadas e colesterol, bem como aqueles com excesso de açúcar, carboidratos refinados e alto teor calórico, também induzem o organismo a respostas inflamatórias. Por outro lado, uma dieta rica em fibras reduz a inflamação e os níveis de proteína C-reativa.

Além da questão alimentar, outros fatores relacionados à rotina e ao estilo de vida podem desencadear ou intensificar processos inflamatórios. O estilo de vida sedentário, com elevado nível de estresse, o uso de medicamentos e as infecções causadas por vírus, parasitas ou bactérias são fatores adicionais que possibilitam a inflamação do organismo (HYMAN, 2007).

Desse modo, a febre interna pode manifestar-se em diferentes níveis de temperatura e agravar-se por fatores diversos. Alguns órgãos podem ter sua temperatura elevada, independentemente dos demais — que podem manter-se estáveis. Isso ocorre devido à condição momentânea de cada órgão e ao estilo de vida adotado ou aos hábitos alimentares de cada indivíduo (ACHARÁN, 1979).

É importante destacar que as características nutritivas e calóricas dos alimentos utilizados na dieta humana possuem implicações importantes

---

[25] Engloba duas famílias básicas de proteína: as gliadinas e as gluteninas (DAVIS, 2013).

no processo metabólico. Cada tipo de alimento ingerido será assimilado pelo organismo de maneira diferente e, como consequência, produzirá efeitos diversos.

Os alimentos possuem informações ocultas que são enviadas aos genes[26], os quais darão instruções específicas ao sistema metabólico. A nova ciência da Nutrigenômica[27] estuda como ocorre essa comunicação. Assim, a mesma ingestão calórica[28] proveniente de dois alimentos diferentes desencadeará processos metabólicos que poderão ser completamente distintos, conforme o percentual de macronutrientes — carboidratos, proteínas e gorduras — e dos micronutrientes — vitaminas e sais minerais — que estão presentes em cada tipo de alimento (HYMAN, 2007).

Segundo Claudino (2020), o metabolismo possui regras próprias e que não podem ser alteradas. O modo de preparo dos alimentos e o momento de ingestão também são fatores que podem influenciar o metabolismo. Por isso, o melhor resultado metabólico e, em última instância, a própria saúde dependem do correto preparo dos alimentos e de sua ingestão nos períodos apropriados.

Assim, as patologias decorrentes da inflamação crônica também sofrem influência de padrões genéticos e hereditários. Os sintomas característicos de cada doença serão, portanto, influenciados pelo gênero, pela idade, pelo habitat e por todos os demais aspectos culturais e ambientais em que o indivíduo está inserido.

Segundo Acharán (1979), frutas, hortaliças e ervas atuam como anti--inflamatórios naturais e podem produzir resultados importantes na redução da inflamação. O óleo de peixe e os probióticos que contribuem para o desenvolvimento e a manutenção da flora intestinal saudável também diminuem o nível de inflamação do organismo (HYMAN, 2007).

Nesse contexto, a manutenção da saúde, segundo a Doutrina Térmica do Dr. Lezaeta, depende do equilíbrio térmico do corpo para os processos digestivo e metabólico eficientes. O ser humano é um animal de sangue quente cuja temperatura corporal deve permanecer estável — ao redor de

---

[26] Segmento de uma molécula de DNA que contém a informação necessária para a síntese de um produto biologicamente funcional (NELSON; COX, 2019).

[27] A Nutrigenômica se refere ao estudo de como os nutrientes e os compostos bioativos dos alimentos atuam na modulação da expressão gênica do organismo (FUJII; MEDEIROS; YAMADA, 2010).

[28] A quantidade calórica dos alimentos representa a quantidade de energia necessária para aumentar a temperatura de um grama de água em um grau Celsius com pressão atmosférica equivalente à do nível do mar.

37 °C — para garantir que o processo de digestão seja regular e livre de fermentações internas.

A especificação da doença não é o aspecto central da Doutrina Térmica, pois, seja a enfermidade qual for, se assume que teve seu início ocasionado pelo processo de desequilíbrio térmico do corpo. Assim, o tratamento necessário, a despeito do tipo de enfermidade, deverá reequilibrar a temperatura corporal para reabilitar a digestão e, consequentemente, a assimilação de nutrientes que proporcione ao organismo a habilidade de se autorregular, eliminando as toxinas presentes e gerando vitalidade.

A partir dessa concepção, a Doutrina Térmica do Dr. Lezaeta utiliza duas linhas terapêuticas diferentes para o tratamento dos enfermos. Uma delas é destinada aos pacientes acamados, enquanto a outra, a pacientes não acamados. A condição "acamado" ou "não acamado" é o que define o tratamento prescrito, e não o tipo de enfermidade, pois, como já visto, para Lezaeta, as doenças possuem uma única origem: o desequilíbrio térmico do organismo.

Em ambas as linhas terapêuticas, a Trofoterapia é o componente central do programa, já que alimentos não digeridos pelo organismo sempre serão a principal causa da febre interna, a qual, como já visto, seria a causadora de todas as patologias orgânicas. "A febre interna debilita e aniquila as suas vítimas por desnutrição e intoxicação, alterando os processos de nutrição e eliminação que simultaneamente se realizam pelo aparelho digestivo, pulmões e pele" (ACHARÁN, 1979, p. 45).

No âmbito do método trofoterápico do Dr. Lezaeta, somente são recomendados ao paciente alimentos que não provocarão febre gastrointestinal. Uma vez que a febre interna dificulta a absorção de nutrientes pelo organismo e congestiona o sistema circulatório e excretor, não é razoável a ingestão de substâncias – sejam medicamentos, sejam alimentos — que possuam nutrientes importantes para o combate da patologia a ser tratada, se esses não serão assimilados.

Portanto, a Doutrina Térmica preconiza (para acamados ou não acamados) que qualquer alimento que promova a inflamação, a congestão ou a irritação do organismo deve ser eliminado da dieta, já que esses sempre resultarão em febre interna. Sobretudo, o tratamento proposto por Lezaeta para qualquer patologia é baseado na Trofoterpaia por meio da alimentação crudívora[29] e frugívora[30] composta por frutas cruas, oleaginosas e saladas cruas elaboradas com folhagens, talos, sementes e raízes.

Tal recomendação alimentar, assim como a do Dr. Kuhne, também se apoia nas características físicas do organismo humano, considerado naturalmente adaptado à ingestão de alimentos vegetais crus ou *in natura*. O aparelho digestivo do ser humano não está adaptado para o consumo de carnes e outros produtos de origem animal (VIDOTO, 2017; ACHARÁN, 1979).

Inicialmente, isso se deve pelo fato de que a dentição humana não é apropriada para a mastigação adequada da carne e, portanto, não favorece o início do processo digestivo na boca; adicionalmente, pela conformação longa do intestino humano, ao contrário do intestino dos carnívoros que é curto, o que dificulta a rápida eliminação dos resíduos digestivos.

Também, pelo fato de que, diferentemente dos animais carnívoros, os seres humanos não possuem a fisiologia adaptada para a ingestão de carnes cruas, e o preparo gastronômico se torna obrigatório para que as carnes sejam minimamente palatáveis ao ser humano, uma vez que o próprio processo de abate animal é algo que causa repulsa imediata. Por isso, as preparações com carnes passam por processos de transformação drásticos, como: assar, fritar, defumar e tantos outros processos capazes de alterar o produto de forma radical e torná-lo mais agradável ao paladar humano.

Ainda assim, a ingestão de carnes é considerada prejudicial à digestão humana, pois, no organismo humano, a eliminação dos resíduos da digestão gerados por produtos de origem animal dar-se-á com maior dificuldade e de forma ineficiente, gerando um desgaste energético desnecessário.

Segundo Acharán (1979), a má digestão pode ter duas origens: a) a má elaboração dos compostos e substâncias digestivas e/ou b) a má eliminação de resíduos. Portanto, em casos em que a alimentação é composta por produtos de origem animal, ambos os problemas estarão presentes.

No primeiro caso, a má eliminação dos resíduos do processo digestivo ocorre justamente em razão do comprimento longo do tudo intestinal humano. Além disso, o estômago humano não possui os ácidos necessários

---

[29] Dieta composta, exclusivamente, por alimentos crus. Segundo Vidoto (2019, p. 11), "alimentos crus são aqueles que foram aquecidos apenas até 48ºC – pouco acima da temperatura morna ou não foram desnaturados por processos de industrialização e pasteurização".

[30] Dieta composta, exclusivamente, por frutas. Segundo Lira (2013, p. 790), dieta composta por "produtos de origem vegetal, que não impliquem em morte da planta doadora".

para a digestão de produtos de origem animal. Por tais motivos, a Doutrina Térmica proposta por Acharán (1979) não recomenda o uso de produtos de origem animal na dieta humana, principalmente nos casos de pessoas em tratamento, sejam acamadas ou não.

Quanto a má elaboração dos compostos e substâncias digestivas, essa ocorre devido à fermentação de resíduos orgânicos não absorvidos na digestão e não eliminados pelo organismo. Esses compostos estagnados no intestino humano geram ácidos provenientes da matéria pútrida presente no órgão. Esses ácidos acidificam o sague, assim como irritam, inflamam e congestionam os tecidos e os órgãos do corpo, causando doenças.

A metodologia desenvolvida por Lezaeta baseia-se no entendimento de que a boa digestão depende, essencialmente, de temperatura normal no aparelho digestivo. E, para o restabelecimento do equilíbrio térmico corporal e da boa nutrição intestinal, define que a alimentação do paciente deve obedecer a três condições (ACHARÁN, 1979): 1) a adequada escolha de alimentos de qualidade, 2) a adequada definição da quantidade a ser ingerida, e 3) a combinação alimentar conveniente e apropriada a ser adotada em cada refeição.

> Em todo doente crônico há dois problemas a resolver: 1º restabelecer a sua digestão e 2º remover e eliminar todas as impurezas acumuladas no corpo através de anos de desarranjos na sua nutrição, isto sem contar com as intoxicações medicamentosas tão frequentes nestes tempos de reinado da Penicilina, estreptomicina e outras drogas "milagrosas" (ACHARÁN, 1979, p. 221).

Quanto à escolha dos alimentos para a promoção da saúde, ou equilíbrio térmico do paciente, a determinação é de que sempre se opte por alimentos naturais, de origem vegetal e, prioritariamente, que não necessitem de qualquer preparo culinário para sua ingestão. Ou seja, que a escolha dos alimentos suporte uma dieta baseada no crudivorismo.

A dificuldade de alguns pacientes em mudar subitamente de uma dieta antinatural para uma dieta crudívora ocorre devido à condição do trato gastrointestinal extremamente inflamado e congestionado. Nesses casos, o Dr. Lezaeta prescreve a implementação da dieta com alterações escalonadas. Inicia-se com a modificação do desjejum; posteriormente, os alimentos consumidos nos lanches e no jantar são substituídos; e, finalmente, o almoço também é ajustado. O processo completo pode ser realizado em até 30 dias.

Os nutrientes presentes nos alimentos integrais e naturais são mais assimiláveis pelo organismo humano do que os alimentos industrializados, pois evoluíram com a humanidade ao longo de milhares de anos e não possuem componentes nocivos, como gorduras prejudiciais, carboidratos refinados, nem substâncias artificiais (HYMAN, 2007) em sua composição.

Nesse sentido, os alimentos adequados ao ser humano, segundo Lezaeta, incluem: a) as folhas verdes: repolho, alcachofra, couve-flor, acelga, espinafre e todas as demais hortaliças; b) as raízes: nabo, cenoura, beterraba, batata e outras; c) os bulbos: cebola, alho-poró, aipo e funcho; e d) as frutas. As frutas e folhagens recomendadas por Lezaeta possuem alto teor de fibras, carboidratos saudáveis, vitaminas e sais minerais.

Em seu método trofoterápico, os alimentos podem e devem ser comidos crus, em sua ampla maioria. No entanto, alguns poderão ser cozidos no vapor, e a água do preparo deve ser reutilizada para o preparo de sopas com pão torrado ou aveia. Isso porque o vapor extrai parte dos micronutrientes (vitaminas e minerais que são transferidos para a água) dos alimentos.

É preciso destacar, no entanto, que, ao longo de anos de estudos e de tratamentos das diversas patologias humanas, o Dr. Lezaeta verificou que alguns produtos de origem animal, quando consumidos por pessoas livres de febre interna, tinham seus resíduos tóxicos eliminados de forma mais rápida pelo organismo. O leite, por exemplo, era um deles.

Recomendava que o leite não fosse utilizado nas dietas dos pacientes enfermos por gerar ácido láctico — prejudicial à saúde humana — durante o processo digestivo. Também proibia o consumo de queijo seco ou maturado pelo fato de tais alimentos favorecem o surgimento da artrite — causa do aumento do ácido úrico e acidose do sangue. No entanto, notou que o mesmo não ocorria com as pessoas livres de febre interna.

Dentre os produtos que, eventualmente, poderiam ser consumidos por indivíduos sem febre interna, o Dr. Lezaeta destacava a coalhada, o queijo fresco ou o iogurte, quando preparados naturalmente, com leite fresco (não exposto ao ar atmosférico) e sem a adição de componentes químicos. No caso das carnes, apontou os peixes como a variedade menos prejudicial e apenas para os indivíduos em perfeito estado de equilíbrio térmico corporal.

Ainda sobre os produtos de origem animal, Acharán (1979) afirma que o caldo de carne, de aves ou de peixes é sempre a pior opção para o consumo humano, pois considera que os caldos são produtos da lavagem dos restos cadavéricos de animais em estado de putrefação.

O uso de gorduras de origem animal na alimentação tampouco é recomendado por Lezaeta. Segundo sua teoria, gorduras extraídas de cadáveres, tais como banha de porco, gordura de pato ou óleo de fígado de bacalhau não seriam necessárias à dieta humana, uma vez que a própria natureza oferece substâncias puras e vivas que podem ser facilmente obtidas por meio das oleaginosas e das azeitonas.

> Os alimentos apropriados ao homem, como a maçã, desdobram-se em duas espécies de produtos: uns, assimiláveis, que o organismo aproveita, e outros, de resíduos, que são expulsos sem deixar impurezas no sangue. Não sucede o mesmo com os alimentos impróprios para a nutrição do ser humano, como a carne que, absorvida na sua maior parte, se aproveita incompletamente, ficando matérias estranhas, substâncias mortas no nosso corpo (ACHARÁN, 1979, p. 134).

Dentre os alimentos vegetais prescritos pela Doutrina Térmica, e cujo consumo não ocasionará graves inconvenientes, enquadram-se os grãos. Porém, o seu consumo deve ser reduzido por serem alimentos de difícil digestão. Nessa categoria são incluídos os grãos de maneira geral, em especial, os secos, como feijões, lentilhas, ervilhas, favas, dentre outros.

Ademais, sabe-se que as leguminosas secas e armazenadas por longos períodos estão frequentemente parasitadas por insetos que produzem microtoxinas impróprias para o consumo humano. As microtoxinas não são eliminadas pelo processo de cocção e podem causar, entre outros, distúrbios gastrointestinais, neurológicos, renais e câncer (GONZALEZ, 2011).

Portanto, grãos frescos ou ainda verdes são sempre preferíveis, pois os secos são indigestos e favorecem as fermentações pútridas, principalmente para aqueles que vivem um estilo de vida sedentário e não natural nas grandes cidades. Por outro lado, pessoas que mantêm atividades ao ar livre, como os trabalhadores do campo, possuem uma capacidade digestiva maior e, por esse motivo, não sentem os incômodos da indigestão causada pelos grãos secos.

Os doentes acamados, no entanto, jamais devem ingerir esse tipo de alimento, devido à sua reduzida capacidade de digestão. As cascas dos grãos possuem grande quantidade de fitatos[31] e são compostas integralmente por celulose, que, quando consumida em excesso, causa indisposição digestiva e gases (GONZALES, 2011).

---

[31] "Substâncias ácidas que protegem a semente de agressores externos" (GONZALES, 2011, p. 181).

Os cereais também são vegetais recomendados pelo método da Doutrina Térmica e são mais digeríveis que os grãos. Porém, também devem ser consumidos de forma moderada e preparados junto de hortaliças. O trigo, o milho, o arroz, a aveia e outros cereais, quando verdes, são adequados ao consumo de qualquer indivíduo. Em especial, os cereais germinados por serem extremamente nutritivos.

Acharán (1979) classifica as farinhas finas utilizada no preparo de massas como alimentos de digestão média. Por não serem totalmente digeríveis, Lezaeta recomenda que o consumo de farinhas seja esporádico e sempre acompanhado de folhas verdes e hortaliças para melhorar a digestibilidade.

O pão branco (e massas preparadas com farinha refinada) e o açúcar industrializado são classificados como alimentos nocivos à saúde e não devem ser utilizados como base alimentar (ACHARÁN, 1979). Ambos favorecem as fermentações ácidas do aparelho digestivo, produzem a acidose do sangue e são considerados como os mais prejudiciais à saúde humana.

O pão integral, por proporcionar melhor digestibilidade que o branco, deve ser preferido quando for necessária a utilização desse tipo de alimento no tratamento trofoterápico. E, alternativamente ao açúcar, Lezaeta sugere o uso do mel de abelhas como adoçante natural por ser um ingrediente de rápida assimilação pelo corpo humano e considerado como boa fonte de energia, principalmente para as crianças.

Produtos estimulantes e excitantes sem valor nutricional devem ser eliminados da alimentação de forma permanente. Nessa categoria, são classificados: o chocolate, o cacau, os chás, o café e o malte. Temperos que produzem efeito inflamatório na mucosa dos órgãos do aparelho digestivo também são vedados: pimentas (frescas, secas ou em conserva), sal, mostarda e pimentão, entre outros.

No mesmo sentido, o consumo de vinho é desaprovado, pois causa irritação nas paredes do estômago e dos intestinos, levando à degeneração desses órgãos e ao desequilíbrio térmico do corpo. Quanto aos líquidos, Acharán (1979) afirma que se deve beber, exclusivamente, água natural. Por fim, alimentos ricos em ácidos, tais como o vinagre, também devem ser evitados pois acidificam o sangue — que deveria ser mantido em condição alcalina para obtenção da saúde integral.

A segunda e a terceira condições determinadas pelo Dr. Lezaeta para o restabelecimento do equilíbrio térmico corporal e boa nutrição intestinal são: a adequada definição da quantidade a ser ingerida e a combinação alimentar conveniente e apropriada a ser adotada em cada refeição.

Saber nutrir-se é, pois, a melhor higiene e, também, a ciência de restabelecer a saúde dos doentes (ACHARÁN, 1979). Portanto, além da escolha dos alimentos apropriados, o método de tratamento do Dr. Lezaeta restringe as quantidades de alimentos a serem ingeridos em cada refeição.

Adicionalmente, não se recomenda a ingestão de alimentos sem apetite ou fome, e as refeições não devem ser abundantes a ponto de eliminarem totalmente a capacidade de ingestão de quaisquer outros alimentos. Ao contrário, devem oferecer uma quantidade suficiente para saciar a fome parcialmente, mantendo, contudo, algum desejo pelo alimento.

A terceira condição se refere às combinações alimentares. Nesse sentido, o método sugere que as refeições sejam simplificadas, compostas por um ou dois produtos que devem ser alternados por outros nas demais refeições e, também, a cada dia. O objetivo da estratégia é proporcionar ao organismo uma vasta diversidade de nutrientes oriundos de variados alimentos de origem vegetal. Como regras principais da combinação alimentar proposta pela Doutrina Térmica, tem-se que (ACHARÁN, 1979):

- oleaginosas não devem ser misturadas com frutas doces, pois gorduras e açúcares combinados produzem fermentações alcoólicas e sobrecarregam o sangue com matérias nocivas;
- frutas ácidas não podem misturar-se ao amido dos cereais, pois os ácidos impedem a quebra do amido em maltose e glicose, gerando fermentação ácida e, consequentemente, acidificando o sangue;
- frutas doces e frutas ácidas não podem ser ingeridas de forma conjunta, pois tal combinação gera fermentações não desejadas;
- tubérculos, ricos em fécula, não devem ser combinados com os cereais, carregados de amido, pois não podem ser digeridos simultaneamente. Assim, ambos os alimentos iniciam processos de fermentação pútrida no organismo. O mesmo acontece com a combinação de ovos e leite;
- os sais minerais não devem ser combinados com os açúcares. Quando ingeridos simultaneamente, esses alimentos produzem fermentações nocivas. Por esse motivo, não se deve combinar hortaliças ricas em sais minerais com frutas ricas em açúcares.

- azeitonas ou azeite não devem ser ingeridos com frutas doces ou secas. Essa combinação gera fermentações alcoólicas tóxicas.

Finalmente, a Doutrina do Dr. Lezaeta recomenda que alimentos sempre devem ser ingeridos em temperatura ambiente, jamais muito quentes ou gelados. Quando os alimentos estão na temperatura adequada, evita-se a congestão na mucosa estomacal ocasionada pela elevação ou diminuição drástica da temperatura, facilitando a digestibilidade.

O método trofoterápico proposto por Dr. Lezaeta para seus pacientes apresenta as seguintes características essenciais:

- Método Trofoterápico: método alimentar anti-inflamatório baseado na "Doutrina Térmica de Saúde" e no equilíbrio térmico corporal com foco na otimização do processo digestivo.
- Fundamentos centrais: digestibilidade adequada, dieta livre de alimentos inflamatórios, eliminação da febre interna, combinação entre os diferentes alimentos, controle das quantidades ingeridas.
- Tipos de alimentos sólidos: alimentação natural (dieta crudívora e frugívora) composta por frutas cruas, oleaginosas e saladas cruas elaboradas com folhagens, talos, sementes e raízes. Não recomenda o uso de produtos de origem animal (exceção: pessoas sem febre interna).
- Tipos de alimentos líquidos: o único líquido a ser ingerido deve ser, exclusivamente, a água natural.
- Características dos alimentos sólidos: vegetais, naturais e frescos, alguns podem ser cozidos no vapor antes do consumo.
- Características dos alimentos líquidos: a água deve ser fresca e natural, não submetida a processos químicos ou industriais.
- Composição das refeições: <u>desjejum:</u> frutas doces frescas ou secas (figos, passas, ameixas) ou saladas de folhagens (alface, repolho cru, aipo entre outras similares); <u>demais refeições:</u> a) folhas verdes: repolho, alcachofra, couve-flor, acelga, espinafre, e todas as demais hortaliças; b) raízes: nabo, cenoura, beterraba, batata e outras; c) bulbos: cebola, alho-poró, aipo e funcho e d) frutas tais como: morangos, cerejas, melões, peras, maçãs, limões, tâmaras, dentre outras. Também recomenda o uso das oleaginosas como: abacate, nozes, azeitonas e outras.

- Quanto às quantidades recomendadas: restrição das quantidades de alimentos a serem ingeridos em cada refeição, não saciar completamente a fome, não comer sem fome ou apetite.
- Combinações alimentares: elenca uma série de regras a serem observadas para a adequada combinação alimentar.
- Recomendações alimentares específicas para doentes acamados: proibida a ingestão de grãos secos, apenas grãos frescos podem ser utilizados.

A seguir, a Tabela 3 consolida e sistematiza as recomendações trofoterápicas do Dr. Lezaeta Acharán.

Tabela 3 – Sistematização do Método Trofoterápico do Dr. Lezaeta Acharán

Tipo de alimento	Recomendação para a dieta		
	Excluir	Priorizar	Aceitável
Carnes de qualquer tipo	●		
Ovos	●		
Leite	●		
Caldos de carne	●		
Água		●	
Bebidas alcoólicas (Vinho, cervejas, entre outros)	●		
Sucos	●		
Café	●		
Chás	●		
Outros tipos de líquidos	●		
Sopas	●		
Chocolate	●		
Farinhas refinadas	●		
Alimentos frescos		●	
Frutas quase maduras		●	
Frutas maduras			●
Frutas secas			●
Cereais integrais		●	

Cereais não integrais	●		
Legumes frescos		●	
Legumes pouco cozidos			●
Leguminosas		●	
Tubérculos		●	
Farinhas refinadas	●		
Farinhas de moagem grossa			●
Alimentos em seu estado natural		●	
Alimentos em preparos simples			●
Alimentos processados	●		
Alimentos ultraprocessados	●		

Fonte: o autor

3.3 MÉTODO TROFOTERÁPICO DO DR. JOSÉ EFRAÍN MELARA MÉNDEZ

O trabalho desenvolvido pelo naturólogo e naturopata José Efrain Melara Méndez, ou "Dr. Melara", é pautado na medicina dialética, ou seja, no conflito originado pela contradição entre princípios teóricos ou fenômenos empíricos da medicina convencional e da Naturopatia.

Dr. Melara atuou até os 104 anos de idade, e defendeu que a medicina convencional, endossada por governos e organizações oficiais em todo mundo, comete alguns erros básicos no entendimento sobre o que vem a ser saúde e quais deveriam ser os cuidados para a manutenção e o restabelecimento da saúde dos indivíduos.

Os erros básicos da medicina apontados por Dr. Melara dizem respeito, sobretudo, à classificação das patologias, que utilizaria uma metodologia equivocada para determinar a origem das doenças, e às terapias empregadas para a cura das enfermidades, fundamentadas na lógica do reiterado tratamento de sintomas, e não das causas originais das doenças. "[...] os erros básicos da Medicina, estão na Patologia e na Terapêutica. Na Patologia, porque é baseada na Microbiologia. Na Terapêutica, porque é baseada na Quimioterapia e Radioterapia" (MÉNDEZ, 1991a, p. 16).

O conceito adotado pela medicina convencional de que doença é uma contaminação microbiana e que, portanto, deve ser combatida por meio elementos químicos (medicamentos ou radiações ionizantes) é considerado, por Dr. Melara, como uma concepção completamente dissociada do real conceito do que vem a ser, de fato, a saúde humana.

Nesse sentido, o Dr. Melara apresenta uma teoria própria para conceituar o termo "saúde" e fundamentar o seu método trofoterápico. Para isso, destaca a necessidade de se entender mais sobre a composição do corpo humano — formado por matéria animal.

Para a classificação da matéria, utiliza um método que agrupa os tipos de matéria existentes em três diferentes estágios (MÉNDEZ, 1991a): 1) mineral (*mineralia sunt*); 2) vegetal (*vegetalia sunt et crescunt*); e 3) animal (*animalia sunt, crescunt et sentiunt*). E entende que esses estágios ou estados de matéria podem alterar-se, evoluindo — do estado mineral para o vegetal, por exemplo — ou se decompondo — do estado animal para o vegetal.

> Naturopaticamente, não se admite a divisão da matéria em orgânica e inorgânica. Toda ela é orgânica. Apenas se reconhecem seus estados diversos de organização. Desaparecendo, portanto, a questão da origem da vida, verifica-se que a vida é perpétua e está em transformação constante, sendo seu resultado, a Síntese[32] (MÉNDEZ, 1991a, p. 71).

O estado mineral, considerado como o primeiro estágio da matéria por Dr. Melara, é formado pelo grupo dos compostos e elementos químicos, combinados e agrupados eletronicamente na mesma vibração magnética para a formação de moléculas. Esse estado é caracterizado pela capacidade da matéria de se agrupar, desagrupar ou reagrupar. Não possui, portanto, a capacidade de nascer, crescer ou se reproduzir.

Segundo o Dr. Melara, a principal diferença entre o estado mineral e os outros dois estados da matéria — vegetal e animal — é que os minerais não necessitam da nutrição, e que a transformação do mineral em outros estados de matéria ocorre por meio de processos extremamente lentos, quando comparados às transformações observadas nos vegetais ou animais.

---

[32] "Síntese significa formar alguma coisa complexa a partir de substâncias simples. Tudo quanto existe é síntese de algo ou é elemento em processo de síntese" (MÉNDEZ, 1991a, p. 71).

Ademais, os minerais não realizam as funções metabólicas de anabolismo[33] e catabolismo[34]. Essas funções são exclusivas dos seres que incorporam nutrientes aos seus organismos por meio de processos como a digestão ou a respiração, ou seja, os vegetais e os animais.

Por meio das reações químico-energéticas e uma série de outras transformações intermediárias, as matérias em estado mineral possuem a capacidade de sintetizar matérias vegetais. Por conseguinte, os vegetais, sintetizam matérias animais, e vice-versa. Dessa forma, o Dr. Melara explica sua teoria sobre como se forma o ciclo evolutivo infinito da transformação da matéria.

No entanto, segundo Méndez (1991a), existem matérias em fase de transição, isto é, matérias cujas características se cofundem, impedindo que sejam precisamente classificadas quanto ao estágio exato em que se encontram. Nesse caso, a recomendação é que o esclarecimento acerca desse estado intermediário seja realizado por meio da perspectiva dialética[35].

O estado vegetal da matéria é formado por uma combinação qualitativa e quantitativa de diferentes átomos: de carbono (C), hidrogênio (H), oxigênio (O) e nitrogênio (N). A união desses elementos forma as variadas moléculas de aminoácidos, e a combinação qualitativa dos aminoácidos forma as diferentes proteínas — macromoléculas que combinam de 100 a 3 mil moléculas de aminoácidos.

Consoante à Teoria da Evolução Química, proposta pelo cientista russo, Dr. Oparin (1894-1980), Dr. Melara adota o princípio da evolução química dos elementos, que indica que os conglomerados de íons proteicos, envolvidos por uma película de moléculas de água, formarão os coacervados, isto é, as primeiras moléculas orgânicas que surgiram no planeta e que deram origem à vida vegetal.

> O vegetal corresponde ao segundo estágio, pois não existe vegetal cujos componentes não sejam transformação ou reação química oriunda diretamente do mineral. Da transformação dos sais até os fótons, tudo são sínteses e reações

---

[33] Processo metabólico que converte moléculas precursoras pequenas em moléculas maiores e mais complexas. Necessita, invariavelmente, da entrada de energia para realização do processo (NELSON; COX, 2019). Em resumo, o anabolismo é o conjunto de reações de síntese ou construção.

[34] Reação de degradação ou quebra de moléculas em que compostos de orgânicos complexos são convertidos em moléculas mais simples. Para Nelson e Cox (2019, p. 1209), é "a fase do metabolismo intermediário relacionada com a degradação das moléculas de nutrientes com geração de energia".

[35] A dialética é o método científico "que não aceita nem tolera o misticismo nem tampouco o dogmatismo" (MÉNDEZ, 1991a, p. 23).

químicas. O período ou estágio vegetal da matéria é "alimentado" pelo mineral e serve de "alimento" ao estágio ou período animal da matéria (MÉNDEZ, 1991, p. 77).

O terceiro estado da matéria é o animal – estágio em que a matéria atinge um grau superior de desenvolvimento. Nesse estado, a matéria alcança seu grau máximo de organização e dá forma à condição humana, considerada a mais sutil entre todas as vidas animais e que representa o equilíbrio energético sintetizado como matéria pensante, analítica e inventiva.

> O estágio animal da matéria é um conjunto de fluidos eletromagnético-dinâmicos, vibrando em diferentes períodos e ciclos. Em geral, seu desenvolvimento tem, nas leis universais da natureza, períodos limitados por sua capacidade de ação, reação e reprodução, que obedece, por sua vez, às leis eternas do equilíbrio relativo e equilíbrio térmico (MÉNDEZ, 1991a, p. 81).

O entendimento da teoria do Dr. Melara sobre a relação humana com os diferentes estados da matéria é determinante para a compreensão de seu trabalho na área da saúde e da Trofoterapia. Isso porque seu método trofoterápico parte da premissa de que o homem é formado por matéria e, portanto, parte integrante do todo que forma o Universo. A relação dos seres que estão, temporariamente, no estágio animal — sobretudo, o ser humano por sua capacidade de raciocínio —, ou nos demais estágios evolutivos da matéria, deve seguir um vínculo racional, claro e verdadeiro com os demais estágios.

Assim, por ser matéria organizada no grau mais elevado de perfeição, o homem estaria em estado de equilíbrio ideal. Justamente por esse motivo, a alimentação humana deve assegurar a manutenção da estabilidade química dos elementos presentes no organismo e que garantem a preservação da vida humana.

O método trofoterápico proposto por Dr. Melara objetiva a manutenção do equilíbrio químico da matéria presente no organismo humano. Por isso, aprofundar o conhecimento sobre as reações orgânicas relacionadas à matéria e aos efeitos obtidos por meio da inação (não comer), ação (comer) e reação (causada pelo ato de comer ou não) é fundamental.

> A Naturopatia é analítica e se fundamenta no estudo dialético da matéria e de seu comportamento, podemos dizer muito particularmente neste caso, ante a assimilação e desassimi-

lação de si mesma em resultado de transformações químicas (MÉNDEZ, 1991a, p. 507).

Desse modo, por assumir que a vida consiste na constante transformação da matéria por meio de suas reações químico-fisiológicas, o Dr. Melara entende que o aspecto essencial para a manutenção da vida – ou da saúde – consiste na ingestão de alimentos apropriados, ou seja, que respeitem as leis naturais do ciclo evolutivo da transformação da matéria.

Sua acepção sobre o que caracteriza os alimentos saudáveis ou não saudáveis parte do princípio da capacidade digestiva relacionada a tais alimentos. Nesse sentido, busca verificar se as reações químicas e metabólicas obtidas por meio da digestão são capazes de produzir um "sangue natural". Segundo Méndez (1991a), o sangue resultante do término do processo digestivo deve ser sempre bom ou "natural", e não um sangue nocivo — ruim ou ácido.

A formação do sangue "natural" a partir dos alimentos ingeridos na dieta — carboidratos, proteínas, gorduras, sais minerais, vitaminas e água — dependerá do processo digestivo eficiente combinado com outras reações químicas corporais desencadeadas por ações como: a respiração, os banhos de sol, as atividades físicas, o sono, dentre outras que resultarão nos processos metabólicos de anabolismo (assimilação) e catabolismo (desassimilação).

A presença do sangue denominado como "natural" por Dr. Melara garantirá que a condição do indivíduo seja saudável. O corpo contará com músculos e ossos fortes, vitalidade e disposição, capacidade de raciocínio claro, entre outros. Por outro lado, a presença de sangue ácido no corpo caracterizará o indivíduo doente, sem disposição, com tecidos frágeis e acometido por diferentes sintomas patológicos catalogados pela medicina convencional.

Portanto, as recomendações alimentares do Dr. Melara são prescritas com o objetivo maior de que a formação do sangue humano dar-se-á com qualidade. Consequentemente, a formação e a manutenção dos ossos, músculos e demais tecidos que compõem o corpo humano — e que se originam a partir do sangue — terão características saudáveis.

Assim, os alimentos indicados para compor a dieta racional proposta pelo Dr. Melara estão presentes, exclusivamente, no segundo estágio da matéria: os vegetais. Frutas, raízes, folhas, flores, nozes, cereais, leguminosas e sementes, em geral, fazem parte do grupo alimentar que produz sangue humano de qualidade e, consequentemente, um corpo saudável. Devem ser excluídos do grupo dos vegetais apenas os vegetais tóxicos ou compostos por alcaloides. São eles: a pimenta ardida, o café, os chás, o mate, o tabaco, dentre outros.

O método do Dr. Melara ainda sugere a sazonalidade de cada planta como forma natural de seleção dos alimentos para facilitar o processo de escolha do que será consumido em cada época do ano. O plantio e a colheita adequados para cada estação do ano produzem alimentos mais ricos em nutrientes e, consequentemente, mais saborosos e cheios de vitalidade. Trata-se dos alimentos chamados "biodinâmicos[36]". Também são recomendados os alimentos "orgânicos[37]" ou "agroecológicos[38]" — cultivados e colhidos da forma mais natural e sustentável possível. "Tudo aquilo que o corpo introduz em si, lhe faz bem ou mal. Nada que entre no corpo lhe passa inadvertido. É um dever fundamental introduzir no organismo apenas o que há de favorecê-lo" (MÉNDEZ, 1991a, p. 551).

O método preconiza que todos os minerais necessários para a alimentação devem ser obtidos por meio da ingestão de alimentos que estão no segundo estágio da matéria, ou seja, por meio dos vegetais. Os elementos pertencentes ao primeiro estágio da matéria, os minerais, inclusive as algas — excessivamente ricas em elementos minerais —, são contraindicados para a dieta humana racional, segundo o Dr. Melara.

No que diz respeito às espécies do reino animal — sejam insetos, mariscos, peixes e todas as demais —, essas tampouco são consideradas adequadas para o consumo humano, segundo o método do Dr. Melara. Nesse aspecto, o naturopata se coloca completamente contrário à ideia de que, para a formação de músculos e tecidos, o indivíduo precise ingerir proteínas. E considera tal concepção absurda.

> É bem sabido que se se introduzir no intestino albuminas e proteínas complexas, ele não irá subtrair albuminas e proteínas, mas vai decompô-las quimicamente; esta transformação deverá ser feita através de processos de dissolução e desdobramento. Daí com a lógica mais elementar, podemos inferir que o produto de albuminas e proteínas não poderá ser sequer

---

[36] Alimento biodinâmico é proveniente de sistemas de cultivo que observam as leis da natureza. Trata-se de um alimento orgânico que apresenta alta qualidade biológica.

[37] O sistema de produção orgânico é "o processo de produção agrária que evita usar adubos químicos, inseticidas, herbicidas, etc., e processos excessivamente automatizados, extensivos e antinaturais" (COURY, 2007, p. 266).

[38] O sistema de produção de alimentos agroecológicos não depende de insumos sintéticos que degradam o meio ambiente, nem de químicos, venenos ou adubos (MORAES, 2015).

> os seus próprios elementos básicos: albuminóides, aminoá-
> cidos, etc., porque o período de vibração tômica, molecular
> e prótica já foi alterado desde que se formaram as albuminas
> ou proteínas complexas no organismo animal que produziu
> a primeira transformação (MÉNDEZ, 1991a, p. 522).

Adicionalmente, todos os produtos processados — ainda que produzidos com elementos de origem vegetal —, embalados ou não, de origem industrial ou artesanal, devem ser sistematicamente evitados e definitivamente eliminados da dieta humana racional.

Dentre tais produtos, Méndez (1991a) classifica como altamente nocivos à saúde humana os seguintes produtos: sal (cloreto de sódio), açúcar refinado, alcaloides (pimentas, café, chás, mate, tabaco, entre outros), bebidas alcóolicas, refrescos sintéticos, bebidas gasosas, molhos, maionese, biscoitos, geleias, conservas e similares. Adicionalmente, também condena as gorduras de origem animal, as proteínas e os medicamentos.

Refere-se aos medicamentos como quaisquer substâncias químicas, sintéticas ou naturais, utilizadas para o tratamento de afecções. Portando, comprimidos, cápsulas, florais, pastilhas, entre outros — industrializados ou não —, além dos chás e de tantas outras soluções caseiras que se utilizam dos elementos químicos com fins terapêuticos, são classificados como medicamentos e, segundo o Dr. Melara, nocivos à saúde no âmbito de seu método.

A metodologia alimentar também exclui quaisquer condimentos que possam alterar os sabores naturais dos alimentos, mesmo que esses sejam naturais (sal, pimenta ou alho). Ou seja, relaciona a simplificação do preparo das refeições à máxima efetividade das reações químicas digestivas para a formação de um sangue de melhor qualidade. Segundo Méndez (1991a), os temperos diminuem a qualidade nutricional dos alimentos.

Dentre os líquidos recomendados pelo método racional do Dr. Melara, estão (MÉNDEZ, 1991a): 1) a "água viva", que é a água obtida de fontes naturais de água corrente, e não as de poços com água estagnada, preferencialmente, as águas que foram "pranificadas", ou seja, que receberam energia vital da natureza por meio de irradiações solares ou que acumularam energia cósmica durante a noite; 2) a água de coco natural; e 3) os sucos preparados com frutas naturais.

Adicionalmente, a alimentação para a manutenção do corpo humano saudável deve ser abrangente e incluir outras "fontes de alimentos" para que seja completa e equilibrada. Nesse sentido, Dr. Melara define quatro fontes de alimentos complementares, são elas (MÉNDEZ, 1991a): 1) fonte hélica ou alimentação por meio das radiações solares; 2) fonte eólica ou ingestão de ar, ou seja, por meio da respiração humana; 3) fonte hídrica ou a ingestão de água; e a 4) fonte plástica ou aquela que, por meio dos alimentos naturais, fornece os macronutrientes[39] e micronutrientes[40] ao organismo.

Ademais da ingestão dos alimentos determinados, a ingestão de água deve dar-se em quantidade adequada e suficiente, bem como a respiração, que deve contar com a disponibilidade de ar fresco e puro. A pele deve estar sempre desobstruída para receber uma quantidade suficiente de radiação solar. Todos esses fatores são necessários para que as reações químicas no organismo realizem-se adequadamente.

Como forma de consolidar as orientações de seu método, o Dr. Melara elencou 10 princípios essenciais que denominou como a "Chave de Ouro" da Trofoterapia Naturopática. E recomenda sua prática diária a todo indivíduo que busque a conservação da saúde e da vida. Sete deles estão relacionados à alimentação, e os outros três, ao estilo de vida. São eles (MÉNDEZ, 1991a, p. 551-552):

1. Sempre comer pouco, nunca em demasia;

2. Mastigar bem os alimentos até que se tornem líquidos;

3. Antes de deglutir qualquer líquido, estes devem ser bem misturados com a saliva;

4. Saber combinar os alimentos para uma efetiva reação química e, consequentemente, uma boa formação de sangue e linfa;

5. Nunca misturar muitos alimentos na mesma refeição;

6. Nunca misturar alimentos ácidos com amidos (Frutas ácidas não devem se misturar ao amido dos cereais, pois os ácidos impedem a quebra do amido em maltose e glicose, gerando fermentação ácida e, consequentemente, acidificando o sangue);

7. Quando beber, não coma e, quando comer, não beba;

---

[39] Carboidratos, proteínas e lipídios.

[40] Vitaminas e sais minerais.

8. Sempre respirar ar puro, de qualidade e beber boa água;

9. Tomar sol diariamente em quantidade adequada;

10. Realizar, diariamente, exercícios físicos e mentais.

O objetivo desse conjunto de princípios é a formação de sangue e linfa limpos e puros a partir de reações químicas adequadas ao organismo humano. Os princípios de 1 a 7 da "Chave de Ouro" destacam aspectos relacionados à quantidade, combinação, mastigação e aos tipos de alimentos.

Da mesma forma que Kuhne e Lezaeta, o Dr. Melara determina que a seleção dos alimentos para cada dieta deva ser personalizada pelo próprio indivíduo — que precisa ser capaz de estabelecer o que é adequado para si próprio. Contudo, as pequenas porções, as combinações corretas e a boa mastigação são enfaticamente recomendadas.

> As necessidades de um corpo adulto, em termos gerais, nunca vão além de um quilograma de alimento por dia, incluindo--se os líquidos. Tudo que se introduz no aparelho digestivo além de um quilo por dia – 24 horas, em vez de favorecer seu funcionamento e alimentá-lo, o obstrui, faz com que trabalhe desnecessariamente e o debilita, ainda que o faça engordar e lhe dê a aparência de força. A gordura é uma forma de debilidade; geralmente é tão só inchação (MÉNDEZ, 1991a, p. 552).

O corpo possui limites naturais. Segundo Méndez (1991a), a ingestão de quantidades de substâncias alimentícias que ultrapassem as capacidades do aparelho digestivo e o poder assimilativo do corpo exigirão esforço extra do organismo. O sistema empregará mais sucos gástricos, mais energia, mais glândulas e mais tempo para reparar uma situação anômala do que no desfrute de sua vitalidade; e, mais cedo ou mais tarde, terminará esgotando suas energias e danificando irreparavelmente o seu funcionamento.

A combinação dos alimentos é uma das regras básicas do método proposto. Assim, o conhecimento acerca dos elementos químicos de cada alimento e as combinações mais apropriadas entre esses elementos é fundamental. As frutas, por exemplo, sempre devem ser consumidas de forma isolada. Cereais e leguminosas não devem ser combinados com tubérculos na mesma refeição. Hortaliças podem ser consumidas individualmente ou em conjunto com tubérculos ou com cereais e leguminosas. Nunca se deve misturar alimentos ácidos com amidos.

Somente dessa maneira será possível evitar reações indesejadas dentro do sistema gastrointestinal, como a formação de gases ou a dificuldade de absorção ou eliminação de nutrientes. A quantidade de tipos diferentes de alimento por refeição também deve ser reduzida (princípio 5), a fim de facilitar o processo digestivo e evitar a sobrecarga desnecessária do sistema gastrointestinal.

Dentre os princípios que tratam de aspectos relacionados ao estilo de vida (princípios 8, 9 e 10), o Dr. Melara dedica grande atenção aos benefícios dos banhos de sol e reforça sua recomendação quanto à "ingestão" dos quatro "alimentos complementares" — ar, água, sol e alimentos.

> Os raios solares não dão apenas luz e calor. São uma força purificadora, vitalizadora, renovadora e transformadora. São energia viva que dá, regula e tira a vida, quer dizer, modifica o ritmo e os ciclos vibratórios da matéria em qualquer de seus estados no tempo e no espaço (MÉNDEZ, 1991a, p. 360).

Os banhos de sol, em quantidades e períodos adequados, proporcionam diversos benefícios ao corpo humano, como (MÉNDEZ, 1991): o fortalecimento do sistema nervoso; a indução da ação vasodilatadora; o favorecimento da fagocitose[41]; a facilitação da formação da hemoglobina[42]; a transformação da mucina – um dos ingredientes da saliva – em calciferol (vitamina D); o auxílio na eliminação de substâncias tóxicas ao organismo por meio do suor; e a produção de reações químicas microbicidas e antissépticas internamente no corpo humano.

> O poder de penetração das forças vibratórias dos raios solares foi estudado de todos os ângulos necessários e possíveis até hoje, chegando-se à conclusão de que a pele, o sangue, a linfa e todos os órgãos absorvem, assimilam, filtram, digerem (poderíamos dizer) os raios do sol. Descobriu-se que estes raios penetram por inteiro no corpo humano apenas algumas frações de milímetro, mas isto é o suficiente porque sua ação maior e melhor é sobre o sistema nervoso (MÉNDEZ, 1991a, p. 363).

Por fim, é importante destacar a preocupação do Dr. Melara com instrução da população sobre a maneira correta de se alimentar. Considera

---

[41] Segundo Delves (2020), fagocitose é o processo por meio do qual uma célula fagocita — ou ingere —outra célula que pode ser um micro-organismo ou fragmentos de células. É um processo que favorece o sistema imunológico — de defesa do organismo.

[42] "Hemeproteína dos eritrócitos; atua no transporte de oxigênio" (NELSON; COX, 2019, p. 1216).

urgente e indispensável que a sociedade seja orientada de forma transparente e franca sobre os riscos oferecidos por grande parte dos produtos disponibilizados para o consumo humano.

Sugere, de forma contundente, que a produção e o consumo do tabaco, do açúcar refinado, do pão branco e de todos os derivados de farinhas refinadas, das bebidas etílicas e gasosas sejam proibidos pelos governos em todo o mundo, bem como a criação de bovinos e quaisquer outros tipos de animais. Tudo isso tem o objetivo de permitir que a humanidade tenha a oportunidade de recuperar a sua saúde de forma integral e permanente.

O método trofoterápico proposto por Dr. Melara apresenta as seguintes características essenciais:

- Método Trofoterápico: método alimentar baseado na ingestão de alimentos presentes, exclusivamente, no segundo estágio da matéria (os vegetais), ou seja, aqueles que respeitam as leis naturais do ciclo evolutivo da transformação da matéria e a capacidade digestiva humana.

- Fundamentos centrais: digestibilidade adequada; respeito ao ciclo natural evolutivo da transformação da matéria; combinação adequada de diferentes alimentos para uma boa formação de sangue e linfa; controle das quantidades ingeridas; sazonalidade e simplificação do preparo dos alimentos.

- Tipos de alimentos sólidos: alimentos vegetais: frutas, raízes, folhas, flores, nozes, cereais, leguminosas e sementes em geral (exceção: vegetais tóxicos ou compostos por alcaloides e condimentos).

- Tipos de alimentos líquidos: "água viva" ou água natural; água de coco natural; e sucos preparados com frutas naturais.

- Características dos alimentos sólidos: alimentos presentes, exclusivamente, no segundo estágio da matéria — os vegetais.

- Características dos alimentos líquidos: a água deve ser obtida de fontes naturais de água corrente, e não de poços com água estagnada. Preferencialmente, beber água "pranificada", ou seja, que recebeu energia vital da natureza por meio de irradiações solares ou que acumulou energia cósmica durante a noite.

- Composição das refeições: a composição das refeições deve seguir as regras para a adequada combinação dos alimentos — que favorecem a digestibilidade.

- Quanto às quantidades recomendadas: restrição das quantidades de alimentos a serem ingeridos (nunca além de um quilograma de alimentos por dia, incluindo-se os líquidos).
- Combinações alimentares: elenca uma série de regras a serem observadas para garantir a digestibilidade ótima dos alimentos.

A seguir, a Tabela 4 consolida e sistematiza as recomendações trofoterápicas do Dr. José Efraín Melara Méndez.

Tabela 4 – Sistematização do Método Trofoterápico do Dr. José Efraín Melara Méndez

Tipo de alimento	Recomendação para a dieta		
	Excluir	Priorizar	Aceitável
Carnes de qualquer tipo	●		
Ovos	●		
Leite	●		
Caldos de carne	●		
Água		●	
Bebidas alcoólicas (Vinho, cervejas, entre outros)	●		
Sucos			●
Café	●		
Chás	●		
Outros tipos de líquidos			●
Sopas			●
Chocolate	●		
Farinhas refinadas	●		
Alimentos frescos		●	
Frutas quase maduras		●	
Frutas maduras		●	
Frutas secas			●
Cereais integrais		●	
Cereais não integrais	●		
Legumes frescos		●	
Legumes pouco cozidos		●	

Leguminosas		•	
Tubérculos		•	
Farinhas refinadas	•		
Farinhas de moagem grossa			•
Alimentos em seu estado natural		•	
Alimentos em preparos simples		•	
Alimentos processados	•		
Alimentos ultraprocessados	•		

Fonte: o autor

4

LINHAS NATUROPÁTICAS CONTEMPORÂNEAS

Os métodos desenvolvidos e aplicados pelos precursores da Naturopatia contemporânea oferecem bases teóricas e estimulam o desenvolvimento de práticas e métodos trofoteráticos na atualidade. Nesse sentido, foram selecionados, para este estudo, dois profissionais, estudiosos e empreendedores na área da saúde, que estruturaram seus próprios métodos alimentares e terapêuticos para a manutenção e o restabelecimento da saúde por meio da Naturopatia.

O método desenvolvido por Wellington Lee Schetinger, farmacêutico naturalista e responsável técnico pela Clínica e Spa Pirenópolis Natural, é aplicado com sucesso desde 2010, na cidade de Pirenópolis, em Goiás. A metodologia concebida por Pedro Sérgio de Melo Coe, conhecido por Pete Coe, jornalista, naturopata e nutricionista, é aplicada desde 2004 no Bálsamo Spa Natural, localizado em Brasília, no Distrito Federal.

Ambas as propostas de tratamento para a manutenção e recuperação da saúde adotam a alimentação naturopática como um dos pilares essenciais para a desintoxicação e cura do organismo enfermo e inflamado. Por fim e de igual forma, ambas as iniciativas pretendem estimular a tomada de consciência para a mudança do estilo de vida que, em última instância, permitirá a recuperação global e permanente dos indivíduos assistidos.

4.1 MÉTODO TROFOTERÁPICO DA CLÍNICA E SPA NATURAL DE PIRENÓPOLIS

Wellington Lee Schetinger, conhecido como "Lee", é farmacêutico naturalista e pesquisador[43] de plantas medicinais do cerrado há 27 anos. Possui formação em Fitoterapia Energética Chinesa, Iridologia e Medicina Antropofágica. Também se especializou em Medicina Tradicional Chinesa e Acupuntura na Universidade de Nanjing, na China. Ao longo de sua traje-

---

[43] Ao todo, Wellington Lee possui conhecimentos acumulados ao longo de 27 anos de pesquisas sobre alimentação natural com base, sobretudo, em sua própria experiência pessoal e nos processos que tem conduzido na Clínica e Spa Pirenópolis Natural.

tória profissional, coordenou e idealizou o Projeto Herbário Municipal de Pirenópolis[44], em Goiás; ministrou curso de pós-graduação em Fitoterapia Clínica e comandou programa de rádio focado em saúde e terapias naturais. O pesquisador se denomina como um profissional farmacêutico naturalista e explica que seu método se utiliza da Fitoterapia, das Terapias Naturais e da Trofoterapia para a recuperação da saúde integral de seus pacientes.

Ainda jovem, Lee deixou a faculdade de agronomia para se dedicar à pesquisa de plantas medicinais. Estudou plantas nativas do cerrado e ervas da região de Pirenópolis, estado de Goiás, para montar uma base bibliográfica extensa, organizada e catalogada.

Desde 2010, Lee é responsável técnico pela Clínica e Spa Pirenópolis Natural, onde aplica o método que estruturou ao longo de décadas de estudo e pesquisas. Sua metodologia foi compilada e apresentada no livro *Guia para a Saúde: Tratamentos Naturais para a prevenção de doenças e manutenção da saúde* (SCHETINGER, 2018). Segundo Lee, sua linha de pesquisa teve como base científica, além de sua experiência prática autodidata, autores como: Manuel Lezaeta Acharán, Afonso Balbach, Jaime Brüning, Harri Lorenzi, Francisco José de Abreu Matos e José Maria Campos.

O conhecimento acumulado na área da saúde, para a prevenção de doenças e recuperação da vitalidade, tem sido compartilhado não só por meio de publicações, mas também via atendimentos clínicos e pela interação com a população por meio de programas de rádio, palestras e treinamentos. Destaca-se que todo o conhecimento didático elaborado e transmitido por Lee tem como base a autoexperimentação de todos os elementos e práticas terapêuticas.

A participação em programas da rádio de Pirenópolis ainda permitiu ao farmacêutico naturalista a organização e a mobilização popular para a realização de oficinas sobre terapias naturais. Isso conciliou sua missão de curar doenças e aliviar dores com o objetivo de despertar a consciência coletiva. Em algumas oficinas, transmitiu a técnica de preparação do suco verde, ou "suco da terra", para grupos de mais de 200 pessoas. A técnica de preparação do suco, com o uso de ingredientes orgânicos e sem a adição

---

[44] Atualmente, o Projeto Herbário Municipal de Pirenópolis está disponível como "Herbário Digital" e apresenta coleção de plantas do cerrado brasileiro (espécies de mata, campos rupestres e cerrados) encontradas na região dos Pireneus, em Pirenópolis, Goiás (PIRENÓPOLIS, 2022).

de água, tem fundamentos na terapia Gerson[45], outra relevante base teórica para o seu método.

A inexistência de escolas ou cursos de formação específicos nas áreas de terapias naturais, de plantas medicinais ou alimentação natural no início de seus estudos autodidatas trouxe a necessidade do desenvolvimento de uma metodologia própria que possibilitasse essa formação (SCHETINGER, 2018).

Assim, em seu trabalho teórico e prático com foco em terapias naturais, Lee compartilha inúmeros conhecimentos e enumera processos associados à cura, etapas de desintoxicação, crises curativas, sintomas emocionais ligados às doenças físicas e a importância da consciência espiritual que, segundo sua teoria, é essencial para a verdadeira cura das doenças. De modo abrangente, estrutura conhecimentos necessários para o restabelecimento orgânico integral.

Sua atuação clínica terapêutica envolve o atendimento clínico e a aplicação de terapias específicas de forma sistemática e complementar. Entre elas: a Acupuntura, a Fitoterapia, a Trofoterapia, e as Terapias Naturais, além de Programas Desintoxicantes e de Reeducação Alimentar.

Quanto aos tratamentos por meio da alimentação e de terapias associadas, Lee incorpora o uso das ervas medicinais e dos alimentos – em sua forma mais pura –, além dos recursos naturais (terra, água, ar, sol e espaços naturais) para o restabelecimento da saúde e para o equilíbrio do corpo.

Nesse contexto, o naturalista Wellington Lee desenvolveu o método que aplica no Spa Natural de Pirenópolis há mais de 10 anos a partir de uma abordagem holística e abrangente. Define, portanto, cinco áreas de tratamento consideradas os "pilares de cura" de seu método de busca do equilíbrio integral por meio das terapias naturais (SCHETINGER, 2018, p. 17):

1) Tratamento interno: os tratamentos internos são realizados com diversos medicamentos fitoterápicos e podem ser aplicados de diferentes formas a fim de auxiliar o metabolismo, o sistema imunológico e a energia vital no processo de recuperação da saúde.

2) Tratamento externo: os tratamentos externos são aplicados sobre a pele ao longo do processo de desintoxicação por possuírem a capa-

---

[45] Representada em sua forma mais pura por meio de seu componente dietético, a terapia Gerson recomenda um programa de ingestão de alimentos com baixo teor de gordura e sal para fornecer, às células do corpo, nutrientes de fácil assimilação para fortalecer as defesas imunológicas naturais. Para prevenir ou corrigir a maioria das 1,5 mil doenças degenerativas conhecidas, a terapia Gerson oferece uma forma ideal de alimentação (GERSON; WALKER, 2016).

cidade de acalmar, desinflamar e extrair dores dos órgãos internos. Podem ser aplicados de diferentes formas, tais como: cataplasmas, unguentos, massagens, acupuntura, banhos, dentre outras.

3) Tratamento alimentar: a Trofoterapia tem a função de auxiliar o bom funcionamento do organismo. Utiliza, exclusivamente, uma dieta baseada em alimentos naturais e nas plantas medicinais. Pode também incluir jejum e dietas específicas para cada necessidade.

4) Tratamento psicológico: é responsável pela energia curativa, considerada parte fundamental deste sistema de tratamento, pois permite que a energia da vontade atue sobre o paciente.

5) Tratamento espiritual: é realizado por meio do contato com o ambiente natural que proporciona a proximidade com o divino.

A aplicação dessas práticas de forma sistemática e agrupada potencializa o tratamento natural. Assim, o tratamento, para ser efetivo, deve ser ampliado e aplicado a todas as dimensões do espectro do ser humano, devendo ir além da simples mitigação de sintomas físicos (SCHETINGER, 2018).

Quanto à alimentação, Lee estabelece que esta deve estar adequada ao processo terapêutico para que não sobrecarregue o sistema e para permitir a desintoxicação do organismo. Deve restringir-se à ingestão de ingredientes saudáveis: naturais, frescos e orgânicos, incluindo sucos e chás. Uma vez que frutas e vegetais frescos cultivados organicamente fornecem aos pacientes altos níveis de minerais, enzimas, betacaroteno, vitaminas e outros antioxidantes que auxiliam na eliminação de radicais livres.

Adicionalmente, enfatiza que, paralelamente à alimentação saudável, deve haver recursos terapêuticos que abordem questões espirituais e emocionais provenientes da história do paciente para que o tratamento seja completo e efetivo. Isso reforça a abordagem holística da proposta.

Assim, a linha de tratamento aplicada na Clínica e Spa Pirenópolis Natural considera a alimentação como pilar estrutural e indispensável ao tratamento efetivo de qualquer caso ou doença. Schetinger (2022) entende que a cura é um processo interior que se expande pelo corpo etérico (espiritual-energético) e, antes mesmo que esse seja acessado, é preciso acionar o corpo astral — que controla a vontade, ou o desejo, do indivíduo.

A vontade e o desejo individual pela cura trariam consciência sobre os alimentos ingeridos e levariam à mudança permanente de hábitos. Sem a vontade e a consciência, a cura não se dá com efetividade, e o problema permanece (SCHETINGER, 2022). Nesses casos, haveria apenas uma redução de sintomas ou sua simples camuflagem. A consciência e a vontade de mudar atitudes são fundamentais no tratamento terapêutico natural aplicado na Clínica e Spa Pirenópolis Natural. A experiência prática de Lee mostra que, sem a alimentação adequada, a cura é provisória.

Além do uso de alimentos com suas propriedades curativas, o método trofoterápico adotado utiliza os chás como medicamentos para tratamento complementar. Segundo Lee, no contexto terapêutico, o chá tem papel peculiar por seu efeito ampliado e sistemático para a ativação do organismo de forma abrangente. Sua experiência prática como farmacêutico naturalista mostra que, com as ervas medicinais, é possível agir nos dois corpos: no corpo etérico (energético) e no corpo físico.

Em sua metodologia, tem destaque a parte "energética" do alimento ou do medicamento — nesse caso, as plantas medicinais. É a parte energética do alimento — presente apenas nos naturais — que promove o acesso ao "poder de cura" integral do organismo. Segundo Lee, o efeito da planta ou erva natural na forma de chá tem seu potencial de atuação ampliado, enquanto os produtos processados mantêm apenas a parte química dos alimentos que lhes deram origem, perdendo sua parte energética, igualmente essencial.

Schetinger (2022) conceitua a energia etérica como a energia vital das plantas e dos alimentos. Ele explica que a energia passa diretamente do alimento ou do medicamento (erva medicinal) para o indivíduo que a ingere. A fim de não destruir essa energia vital, é preciso preparar os alimentos e chás de forma adequada a fim de não eliminar esse componente energético.

O Naturalismo busca a preservação da energia etérica ou energia vital do alimento. Portanto, considera que as propriedades das plantas, sobretudo, dos alimentos, são maximizadas quando o grau de processamento é mínimo (SCHETINGER, 2022). Assim, tratamentos com base na Trofoterapia e na Fitoterapia precisam, necessariamente, da preservação da energia vital dos alimentos e plantas.

A partir dessa concepção, foi criado um Programa de Desintoxicação em que o paciente passa um período de sete[46] dias com acompanhamento e assistência integrais. Ao longo desse período de internação, os pacientes podem imergir num processo de transição alimentar e de desintoxicação

---

[46] Há programas alternativos simplificados de cinco e três dias formatados para oferecer mais flexibilidade e autonomia aos pacientes (SCHETINGER, 2022).

profunda por meio da alimentação natural (Trofoterapia) e de terapias naturais complementares específicas.

O Programa de Desintoxicação tem como premissa facilitar a transição da alimentação quotidiana para um modelo de alimentação mais leve, natural e orgânica até se tornar uma alimentação integralmente líquida, ou jejum líquido, batizada como "Terapia dos Sucos[47]".

Segundo Lee, idealmente, a Terapia dos Sucos deveria conduzir o paciente ao jejum total — apenas com a ingestão de água para potencializar o conjunto complementar de terapias[48] naturais que acompanham o programa. No entanto, o processo emocional relacionado à mastigação dos alimentos torna difícil a implementação prática desse segundo passo da terapia.

No método trofoterápico da Clínica e Spa Pirenópolis Natural, a Terapia dos Sucos é parte indispensável para a desintoxicação e limpeza do organismo, além de potencializar a capacidade de mudança de hábitos alimentares. Ainda, o jejum líquido traz benefícios variados para os que se apropriam dele. A ideia central do jejum líquido não é a nutrição, mas a reposição de alguns nutrientes apenas (SCHETINGER, 2022). A técnica, aliada à limpeza dos intestinos, promove desintoxicação e traz alívio e bem-estar imediatos ao paciente, permitindo que este atinja um estado de leveza e alegria além do consequente alívio dos sintomas físicos.

As demais terapias naturais associadas à Trofoterapia promovem a "limpeza emocional" e, consequentemente, a mudança de humor do indivíduo, acelerando o processo de desintoxicação. O emagrecimento, consequência natural do Programa de Desintoxicação, decorre do jejum líquido cujo principal indicativo é a ausência de distensão abdominal — pois a digestão é perfeita.

Assim, o tratamento corresponde à soma de práticas interdependentes e complementares. O processo espiritual, entendido como a tomada de consciência, tem papel essencial no método aplicado por Lee. O despertar da atenção com o corpo e com a saúde estimulam a mudança alimentar. São as atitudes e os pensamentos quem levam o indivíduo a fazer novas escolhas quanto ao seu estilo de vida (SCHETINGER, 2022).

Portanto, o método, estruturado sobre a conduta alimentar, tem foco na transformação global. Segundo Lee, a proposta Clínica do Spa Pirenópolis

---

[47] A "terapia dos sucos" tem grande parte de sua teoria pautada na Terapia Gerson.

[48] O programa inclui terapias naturais complementares, como: enema ou lavagem intestinal, banhos de lama e sol, cataplasmas de argila, acupuntura, sauna, banhos, massagens, meditações, yoga, entre outros.

Natural é a mudança do estilo de vida. A internação dos pacientes demanda recomendações personalizadas, além de paciência, carinho e atenção, a fim de permitir a abertura individual e a disposição para a mudança.

Parte do método aplicado no Spa Natural consiste em transmitir conhecimentos sobre as propriedades das plantas e dos alimentos, além de apresentar técnicas sobre o preparo de sucos. Os pacientes tomam ciência de que, a depender do tipo de processamento ao qual o alimento é submetido, suas propriedades e atuação no organismo serão distintas.

Nesse contexto, o paciente deve questionar-se acerca dos alimentos que consome: "eles possuem energia vital?". Segundo Lee, se a resposta for negativa, o produto ingerido tenderá a roubar a energia do corpo e cita, como exemplo, o Veganismo[49], estilo de alimentação considerado saudável por muitos, mas que nem sempre se pauta na racionalidade. Isso porque muitos veganos que não consomem produtos de origem animal alimentam-se, ironicamente, de "alimentos" que já não possuem energia vital, como produtos industrializados, ultraprocessados e com alto teor de aditivos químicos.

Como orientação principal para os que concluem o Programa de Desintoxicação com a Terapia de Sucos, Lee recomenda a manutenção da alimentação natural, preferencialmente, orgânica, fracionada em três refeições quentes diárias. Sugere que a maior refeição ocorra no período da manhã e a menor no período noturno. Nos intervalos entre almoço e jantar, recomenda a ingestão lanches leves e frescos. Ainda, no período noturno, sugere que a alimentação ocorra o mais cedo possível.

O método trofoterápico proposto pela Clínica e Spa Natural de Pirenópolis apresenta as seguintes características essenciais:

- Método Trofoterápico: o método utiliza a Trofoterapia aliada à Fitoterapia. Segue a linha vegetariana e aplica o jejum como tratamento para a recuperação da saúde integral dos pacientes.
- Fundamentos centrais: combinação de alimentos naturais e ervas medicinais a fim de auxiliar o metabolismo, o sistema imunológico e a energia vital; controle das quantidades ingeridas; jejum e dietas individualizadas; energia vital dos alimentos e a cura integral.

---

[49] Filosofia de vida e dieta que excluem o uso de qualquer produto de origem animal na alimentação (carne, laticínios, mel, ovos etc.) e no vestuário (peles, couros, seda, lã, pérolas etc.). Baseia-se em convicções éticas e morais no que diz respeito aos direitos e ao bem-estar dos animais, ao ambiente, a crenças espirituais ou religiosas (VEGANISMO, 2022).

- Tipos de alimentos sólidos: alimentação crua e natural composta por ingredientes saudáveis: frutas, cereais e vegetais orgânicos.

- Tipos de alimentos líquidos: água, sucos naturais, bebidas naturais feitas a partir de castanhas hidratadas ou probióticos e chás naturais.

- Características dos alimentos sólidos: vegetais naturais, frescos e orgânicos; preparação com processamento mínimo.

- Características dos alimentos líquidos: a água deve ser fresca (temperatura ambiente) e as demais bebidas devem ser preparadas no momento do consumo. Os sucos devem ser, preferencialmente, extraídos a frio para a preservação nutricional máxima.

- Composição das refeições: <u>durante o programa de 7 dias:</u> modelo de alimentação leve, natural e orgânica até se tornar uma alimentação integralmente líquida ou jejum líquido; <u>após o programa de 7 dias:</u> alimentação natural e, preferencialmente, orgânica, fracionada em três refeições quentes diárias.

- Quanto às quantidades recomendadas: a maior refeição deve ocorrer no período da manhã, e a menor, no período noturno; lanches leves e frescos nos intervalos entre almoço e jantar.

A seguir, a Tabela 5 consolida e sistematiza as recomendações trofoterápicas da Clínica e Spa Natural de Pirenópolis.

Tabela 5 – Sistematização do Método Trofoterápico da Clínica e Spa Natural de Pirenópolis

Tipo de alimento	Recomendação para a dieta		
	Excluir	Priorizar	Aceitável
Carnes de qualquer tipo	●		
Ovos	●		
Leite	●		
Caldos de carne	●		
Água		●	
Bebidas alcoólicas (Vinho, cervejas, entre outros)	●		
Sucos		●	
Café	●		
Chás		●	

Outros tipos de líquidos			●
Sopas			●
Chocolate	●		
Farinhas refinadas	●		
Alimentos frescos		●	
Frutas quase maduras		●	
Frutas maduras		●	
Frutas secas			●
Cereais integrais		●	
Cereais não integrais	●		
Legumes frescos		●	
Legumes pouco cozidos		●	
Leguminosas		●	
Tubérculos		●	
Farinhas refinadas	●		
Farinhas de moagem grossa			●
Alimentos em seu estado natural		●	
Alimentos em preparos simples		●	
Alimentos processados			●
Alimentos ultraprocessados	●		

Fonte: o autor

4.2 MÉTODO TROFOTERÁPICO DO BÁLSAMO SPA NATURAL

Pedro Sérgio de Melo Coe, conhecido como Pete Coe, é o naturopata responsável pelas recomendações e pelos tratamentos terapêuticos aplicados no Bálsamo Spa Natural. Pesquisador e estudioso das práticas naturais para os cuidados com a saúde, iniciou sua atuação nessa área desde muito jovem. Formou-se em Comunicação Social e buscou atuar em temas relacionados à saúde. Posteriormente, estudou Naturopatia e Nutrição e especializou-se na aplicação de terapias naturais, como Acupuntura e Iridologia.

Desde 2004, o Bálsamo Spa Natural se estabeleceu como um espaço de cuidados essenciais para o relaxamento e o restabelecimento da saúde por meio da alimentação saudável, de atividades físicas e de terapias naturais. A abordagem conceitual adotada se fundamenta na Naturopatia — sobretudo, nas teorias e métodos do Dr. Melara — e determina que a alimentação é prerrogativa elementar para a o restabelecimento da saúde e da vitalidade. Assim, a trofoterapia e as terapias naturais são utilizadas como técnicas terapêuticas complementares ao longo do tratamento.

Os tratamentos prescritos no Bálsamo Spa não buscam eliminar sintomas físicos, mentais ou emocionais de forma pontual, mas a causa mais profunda e, possivelmente, crônica que afeta o organismo enfermo. Segundo Coe (2022), a Naturopatia parte da premissa de que todas as patologias possuem a mesma causa: a falta de equilíbrio do organismo. Por isso, a Trofoterapia é o pilar que estrutura o método destinado a reequilibrar quaisquer organismos que estejam sofrendo de patologias diversas.

> A Naturopatia pode ser utilizada para restabelecer a condição do organismo humano, porém a cura integral das doenças dependerá, essencialmente, da energia vital própria de cada indivíduo. Pois, a Naturopatia não trata de doenças específicas, mas do organismo desequilibrado como um todo (COE, 2022, entrevista oral).

O método trofoterápico aplicado no Bálsamo Spa utiliza três critérios para fundamentar as orientações a serem seguidas ao longo do tratamento (COE, 2022): 1) ritmo (constância quanto aos tipos de alimentos ingeridos, horários mais apropriados para a ingestão e quantidades adequadas); 2) exclusões alimentares; e 3) combinações de alimentos. Esse tripé conceitual é apresentado aos pacientes de modo que possam compreender a relevância da alimentação adequada e o impacto de suas escolhas no organismo e na própria saúde.

O método propõe que o tipo da alimentação seja o mais simples e natural possível. Isto é, uma alimentação exclusivamente composta por vegetais e, preferencialmente, orgânicos pelo fato de esses possuírem maiores propriedades nutricionais e estarem livres de agrotóxicos e aditivos nocivos à saúde. A seleção de alimentos deve priorizar a maior variedade possível conforme a sazonalidade e a proximidade das regiões produtoras.

> O primeiro grande passo que o processo de alimentação naturopática oferece é devolver ao indivíduo a capacidade de

> fazer escolhas conscientes e de perceber quais os alimentos o corpo não deve ingerir e quais precisa ingerir para se manter saudável e com vitalidade (COE, 2022, entrevista oral).

A trofoterapia aplicada no Bálsamo Spa prescreve uma alimentação exclusivamente vegetariana composta por frutas, hortaliças, grãos integrais, raízes, leguminosas e oleaginosas. As refeições são preparadas sem a adição de gorduras, corantes ou conservantes. Os temperos incluem apenas ervas aromáticas, cebola e pouco sal (ou nenhum sal, conforme o caso).

Segundo Coe (2022), o método adota o entendimento de que o indivíduo se nutre daquilo que pode digerir, por isso os alimentos integrantes do tratamento alimentar são balanceados e combinados a fim de permitir a adequada digestibilidade e assimilação dos nutrientes que o organismo exige.

Quanto aos líquidos, é recomendada a ingestão exclusiva de: água fresca e pura, sucos naturais frescos (preferencialmente, extraídos a frio e sem a adição de água), água de coco, água saborizada[50] ou "leite" vegetal preparado a partir de castanhas.

O suco de limão concentrado sem a adição de água — batizado como "shot de limão" — também faz parte do tratamento e é servido antes das 7 horas da manhã, previamente ao desjejum e com o objetivo de acelerar o metabolismo, aumentar a imunidade e fornecer antioxidantes ao organismo (BÁLSAMO, 2022). O tratamento não inclui quaisquer outras bebidas, tampouco café, chás ou outras bebidas cafeinadas.

Há evidências de que o uso do limão na alimentação pode promover efeitos benéficos na prevenção de doenças e no tratamento da saúde, em especial, por (TRUCOM, 2014): sua capacidade de harmonizar todo o metabolismo via mineralização e alcalinização; sua atuação como antibiótico natural capaz de deter o avanço de infecções internas em tecidos e mucosas; e por seus efeitos nos processos de desintoxicação, purificação e limpeza do sangue ao acelerar a capacidade metabólica e de eliminação de toxinas.

Para o desjejum, o método propõe um copo de suco verde natural (preparado com frutas e folhas verde escuras) a fim de não sobrecarregar o organismo. O período matinal é destinado à limpeza do corpo, e a alimentação líquida favorece o sistema excretor e aumenta a capacidade de absorção de nutrientes (COE, 2022).

---

[50] Água pura e fresca em temperatura ambiente na qual ser adicionam frutas picadas ou ervas aromáticas a fim de que seus componentes solúveis em água dissolvam-se aromatizando e saborizando suavemente o líquido.

As demais refeições são compostas por frutas, vegetais, hortaliças, cereais, leguminosas e tubérculos servidos em combinações que contribuem para o processo digestivo. O almoço inclui vegetais crus servidos antes dos alimentos cozidos e consiste na principal refeição do dia. Ao longo da tarde, frutas frescas sólidas e sucos de frutas naturais alternam-se com terapias corporais com foco na desintoxicação e no relaxamento.

No Bálsamo Spa, a refeição noturna é leve e, em geral, consiste numa sopa ou num caldo à base de vegetais, preferencialmente hortaliças, sem o uso de grãos. Por considerar que as pessoas em tratamento estão com o sistema digestório debilitado, a recomendação do método Bálsamo é que a refeição noturna seja bem cozida e parcialmente triturada para não sobrecarregar ou dificultar o processo digestivo.

Sobre o tratamento e o processo de desintoxicação, Coe (2022) esclarece que o indivíduo intoxicado tende a buscar mais intoxicação (seja por meio dos alimentos, seja das drogas ou dos medicamentos) pelo fato de o corpo intoxicado estar viciado em tais toxinas.

Por outro lado, o organismo que passa pelo processo da trofoterapia naturopática tende a alcançar um nível de desintoxicação tal que, ao voltar a ter contato com qualquer porção de alimento que seja naturalmente tóxico à dieta humana, ou seja, tóxico ao corpo, haverá manifestação imediata de sinais (gases, dores, inchaço, refluxo, entre outros) no corpo, alertando que esse alimento não é adequado. Nesse processo, a atenção do paciente ao seu próprio corpo é essencial, pois muitos já se acostumaram a viver com incômodos, dores e reações adversas — o que é completamente antinatural.

As exclusões alimentares inerentes ao método Bálsamo são definidas a partir do que a Naturopatia considera como uma dieta naturalmente adequada ao ser humano. Segundo a Naturopatia, todos os nutrientes necessários ao ser humano são encontrados em quantidades suficientes em vegetais, leguminosas, cereais, hortaliças, tubérculos, sementes, frutos e castanhas.

Portanto, os alimentos excluídos desse método trofoterápico que visa ao equilíbrio orgânico e à boa digestibilidade como prerrogativas para o restabelecimento da saúde são: (BÁLSAMO, 2022): os produtos industrializados (enlatados, conservas, doces e açúcares refinados), as proteínas animais, os lácteos e produtos com glúten. Pimentas e alho também são excluídos — apesar de naturais e vegetais — em razão da presença de capsaicina, uma substância com efeito termogênico que, ao elevar a temperatura interna do organismo, diminui a capacidade digestiva.

O uso de qualquer tipo de gordura isolada, como óleo ou azeite, tanto de origem animal quanto vegetal, também é vedado pela metodologia trofoterápica do Bálsamo SPA. O consumo de gorduras isoladas e concentradas pode promover um consumo excessivo e prejudicar os processos metabólicos.

Segundo Hyman (2007), para que os processos metabólicos funcionem adequadamente, o tipo e a quantidade de gordura consumidos devem estar em equilíbrio com os demais elementos da dieta. Assim, apenas as gorduras provenientes dos alimentos integrais, como sementes, castanhas, abacate e coco, são permitidas, pois a ingestão do alimento integral modera naturalmente a quantidade de gordura consumida e melhora a digestibilidade desse nutriente.

A linha trofoterápica adotada não trabalha com conceitos pautados em intervenções químicas por meio de chás, suplementos ou quaisquer tipos de medicamentos fitoterápicos. O método Bálsamo Spa se pauta, exclusivamente, na alimentação correta, natural, balanceada e adequada ao consumo corpo humano, como método terapêutico de resgate da saúde.

> Sobretudo, as escolhas alimentares devem ser feitas dentro das categorias adequadas para as características fisiológicas de cada espécie. Carnívoros devem comer um tipo de alimento, herbívoros devem se alimentar com outro tipo de alimento. E assim deve ser com o ser humano (COE, 2022, entrevista oral).

A trofologia baseada na Naturopatia também leva em conta a fisiologia e anatomia humanas que determinam, cientificamente, as razões pelas quais a espécie humana estaria habilitada ou capacitada a ingerir certos tipos de alimentos em detrimento de outros. Assim, o ser humano possui um comportamento alimentar instintivo conformado à fisiologia e à anatomia humanas, que deve ser considerado.

Desse modo, todas as concessões ou inserções adicionais a esse "cardápio instintivo" e naturalmente adequado seriam desnecessárias e prejudiciais ao bom funcionamento do organismo. Por esse motivo e por se tratar de uma terapia alimentar desintoxicante, o método Bálsamo não utiliza produtos de origem animal.

> A Naturopatia é matéria dialética, não espiritual. Portanto, afirmações de que alimentos de origem animal seriam naturais por se considerar os animais como "criações divinas" são desconsideradas pela Naturopatia. A Ciência Naturopática

se pauta pelo conhecimento científico e não por dogmas religiosos ou crenças espirituais (COE, 2022, entrevista oral).

A opção por alimentos que dificultam a digestão e estimulam a fermentação é irracional, pois esse processo produzirá efeitos e resíduos maléficos no corpo. O fator decisivo, segundo a Naturopatia, que justifica a eliminação de produtos de origem animal da dieta humana é a carcinogênese (COE, 2022). Isso porque toda a proteína ingerida que for corretamente ou totalmente processada pelo corpo humano pode ser reaproveitada pelo organismo de forma inadequada, causando complicações diversas.

Coe (2022) considera que a Nutrição contemporânea faz concessões demasiadas em relação aos alimentos sugeridos para compor a dieta humana. A Naturopatia, no entanto, parte de princípios sólidos e claros estabelecidos desde o seu surgimento como ciência e não se coloca como uma "dieta da moda" — que pode partir de acepções equivocadas —, que se propõe a oferecer soluções mágicas ou imediatas.

> A perspectiva ideológica do Nutricionismo que reduz a comida a seus componentes bioquímicos dialoga com essa ideia de racionalização da dieta, promovendo uma alimentação individualizada, desprovida de valores culturais e funções sociais, endossa o fenômeno da medicalização da Nutrição, impulsionado pela ideia de saudabilidade do corpo magro (AZEVEDO, 2017, p. 288).

Outro critério que orienta as bases trofoterápicas do método Bálsamo diz respeito ao Ciclo Circadiano (Figura 4) ou Ritmo Circadiano[51] (COE, 2022). Trata-se do ritmo natural do organismo para os diferentes processos metabólicos: a) de eliminação e desintoxicação (período matutino), b) de nutrição e reposição dos nutrientes (período vespertino) e c) de desaceleração e assimilação dos nutrientes ingeridos ao longo do dia (período noturno).

A vida na Terra é ditada por flutuações circadianas de luz causadas pela rotação do planeta em torno de seu próprio eixo. Os sistemas de temporização circadianos (compreendidos em períodos de 24 horas) permeiam todos os reinos da vida e otimizam, temporalmente, o comportamento e a fisiologia em humanos. Os seres vivos possuem mecanismos internos vul-

---

[51] O Ritmo Circadiano diz respeito a um ritmo endógeno com um período de, aproximadamente, 24 horas (POTTER, 2016). Esse ritmo intrínseco é sensível a estímulos externos que afetam os processos biológicos internos por meio de mudanças ambientais diárias na luz, na temperatura e na disponibilidade de alimentos (DRUNEN; ECKEL-MAHAN, 2021).

garmente chamados de "relógios biológicos", que sincronizam os processos fisiológicos com as flutuações ambientais ao longo de um dia.

Figura 4 – O Ciclo Circadiano

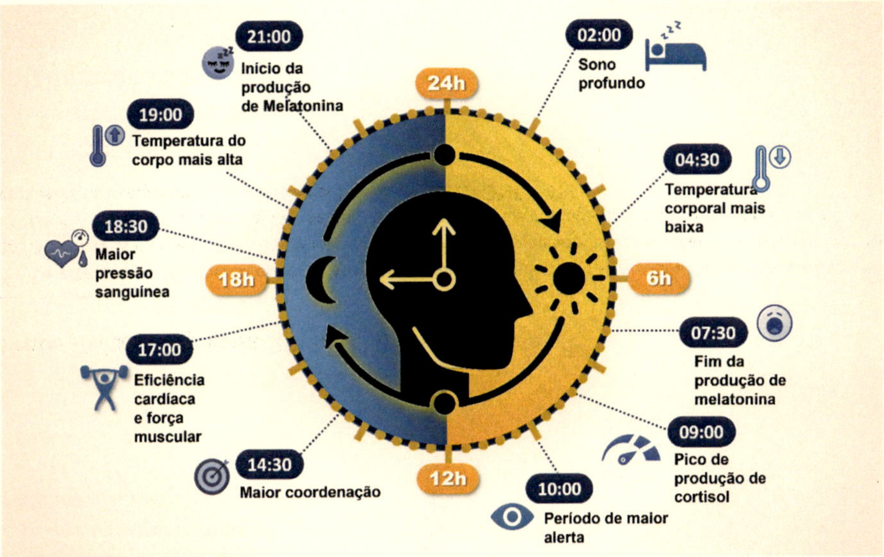

Fonte: elaborado pelo autor, a partir de Active (2021)

Esse "relógio" circadiano controla vários processos biológicos no corpo humano, desde o metabolismo até o comportamento do organismo em relação à imunidade, por exemplo. Nesse sentido, estudos mostram que a microbiota intestinal exibe oscilações diurnas na sua composição e função e que os ritmos de alimentação direcionam as oscilações da microbiota (THAISS, 2014).

As consequências da interrupção do ritmo do sistema circadiano são profundas e incluem inúmeras ramificações metabólicas, algumas das quais podem ser agravadas por efeitos adversos causados pela dieta do indivíduo (POTTER, 2016). Thaiss (2014) relaciona uma série de evidências científicas que associam as mudanças de comportamento impostas pelo estilo de vida moderno — quase sempre agressivo à fisiologia humana — a uma propensão para uma ampla gama de doenças, incluindo a obesidade, o diabetes, o câncer, as doenças cardiovasculares (DCV) e a suscetibilidade a infecções.

Os critérios para a combinação de alimentos compõem outra parte muito importante do método trofoterápico aplicado no Spa. Os alimentos não devem ser ingeridos de forma aleatória, mas combinados de forma a serem absorvidos e assimilados pelo organismo com a máxima eficiência.

A combinação alimentar proposta segue regras consolidadas nos métodos dos principais expoentes da Naturopatia moderna. São elas: 1) ingerir frutas combinadas em grupos específicos: a) frutas doces, b) frutas ácidas e semiácidas e c) frutas monofágicas (melão e melancia); e 2) combinar as hortaliças com cereais e leguminosas ou com tubérculos. Não é recomendável a combinação de tubérculos com cereais e leguminosas.

A preparação dos alimentos também é fundamental para a correta aplicação do método e não inclui a utilização de qualquer tipo de óleo, alho ou demais temperos. Segundo Coe (2022), a preparação dos alimentos deve ser o mais simples possível e com o mínimo de aditivos. Esse fato que não implica uma alimentação insossa. Ao contrário, a trofoterapia naturopática permite o preparo de alimentos extremamente saborosos, suculentos e cheios de aromas.

O método Bálsamo não impõe restrições em relação à quantidade de alimentos ingeridos e não trabalha com a contabilidade de calorias ingeridas, pois entende que o elemento-chave de uma alimentação segura e saudável é a qualidade — e não a quantidade — dos alimentos ingeridos.

O indivíduo deve comer até que se sinta saciado. Contudo, os pacientes recebem orientações quanto às combinações e aos períodos adequados para a ingestão de cada alimento. Assim, o ponto de saciedade deve ser identificado pelo próprio indivíduo, de forma gradativa e consciente, inclusive, como parte de um processo de autoconhecimento e autocontrole. A percepção de saciedade tende a ser mais bem percebida ao longo do tratamento em razão da ingestão exclusiva de elementos naturais. As capacidades sensoriais e fisiológicas do indivíduo tendem a se recuperar e a ficar em mais aguçadas ao longo do processo trofoterápico.

Esse processo reverterá a descompensação orgânica e sensorial causada por uma alimentação inadequada, não balanceada e com excesso de alimentos industrializados. Atualmente, os perigos do excesso do consumo de alimentos processados e industrializados têm sido ressaltados de forma explícita e enfática em guias e referenciais oficiais de saúde, a despeito de interesses escusos de grandes conglomerados que se beneficiam enquanto a população adoece.

A Trofoterapia se preocupa mais com a capacidade de absorção e utilização dos nutrientes do que com a quantidade de alimentos ingerida

(COE, 2022), pois, sem a assimilação efetiva, nenhuma quantidade será suficiente. Um dos princípios da Naturopatia prescreve que os seres vivos só se nutrem do que digerem. Os cálculos nutricionais ou calóricos são apenas uma tentativa de promover uma alimentação mais balanceada, mas não garantem a absorção.

A Naturopatia é uma ciência que associa a saúde ao resultado do bom funcionamento de todos os órgãos que integram o corpo (BÁLSAMO, 2022). Assim, os tratamentos conduzidos no Bálsamo Spa adotam o entendimento e as recomendações do Dr. Melara em relação ao ar, ao sol e à água como "alimentos complementares" necessários ao corpo humano e que também devem fazer parte da rotina diária por meio de processos conscientes de respiração, exposição solar e ingestão de água.

O Método Bálsamo preconiza que a Trofoterapia não deve ser utilizada como forma única para o tratamento do organismo desequilibrado. Ainda que a base essencial da Naturopatia seja a alimentação adequada (COE, 2022), simples e natural, a Trofoterapia é parte de um tratamento que considera o todo, a fim de promover a máxima efetividade de cada terapia.

Por isso, o tratamento também oferece terapias complementares calmantes e relaxantes para a revitalização física e mental. Há técnicas para o tratamento do estresse e da ansiedade, para a melhoria da qualidade do sono e para o equilíbrio de distúrbios alimentares e emocionais com foco na mudança de hábitos e no restabelecimento da saúde integral.

As terapias clássicas utilizadas no âmbito da Naturopatia (Geoterapia, Hidroterapia, Eoloterapia, Helioterapia, Massoterapia, entre outras) estão entre as principais terapias complementares ao método trofoterápico aplicado no Bálsamo Spa. As terapias podem ser aplicadas de forma associada ou não. Não há um roteiro predefinido, e cada indivíduo deve ser avaliado individualmente para que as terapias sejam recomendadas. Cada ponto de desequilíbrio do organismo relaciona-se ao tipo de intoxicação apresentado pelo paciente.

A duração do tratamento trofoterápico do Bálsamo Spa depende das necessidades individuais e da disponibilidade dos pacientes. O método é aplicado por meio de programas curtos ou longos que podem variar de um dia a três meses de duração. Contudo, o período ideal recomendado é de, pelo menos, 21 dias – tempo necessário para que grande parte das células do corpo se renove e novos hábitos se estabeleçam (COE, 2022).

Parte do tratamento é focado na transmissão de conhecimentos sobre o que vem a ser "alimentação de qualidade" sob o conceito da Naturopatia. Nesse sentido, a proposta do Spa envolve rotinas educativas e palestras para conscientizar e orientar os pacientes acerca das melhores práticas para a manutenção e recuperação da saúde de forma natural. A Naturopatia é pedagógica (COE, 2022). Além do aprendizado intelectual, o aprendizado prático permite ao indivíduo sentir e reconhecer em si mesmo os efeitos das terapias.

O sucesso do tratamento depende, no entanto, da atitude do próprio indivíduo em compreender o processo de cura e incorporar os novos hábitos em sua rotina. Nesse sentido, o Bálsamo Spa disponibiliza para seus pacientes um manual com orientações sobre como manter o equilíbrio de sua saúde por meio de técnicas naturais, inclusive, com a sugestão de um plano alimentar que pode ser seguido fora do Spa após o período de internação. O método se propõe, sobretudo, a promover mudanças de hábitos nas rotinas dos pacientes.

O método trofoterápico do Bálsamo Spa consiste num processo de transformação, reeducação e readaptação consciente que demanda o comprometimento do paciente. E, segundo Coe (2022), o paciente que deseja uma solução rápida para que possa voltar imediatamente ao seu posto de trabalho na linha de produção, sem necessariamente ter qualidade de vida, não encontrará respostas nem soluções por meio da Naturapatia.

Por outro lado, a medicina alopática e a indústria farmacêutica, que se beneficiam desse ciclo vicioso, oferecem uma infinidade de soluções paliativas para o sofrimento contínuo de indivíduos que poderiam ter seus males eliminados por meio da mudança de hábitos alimentares e do estilo de vida. Assim, lamentavelmente, não há qualquer tipo de interesse na aplicação de recursos financeiros em larga escala em pesquisas voltadas para a área da Naturopatia.

As pesquisas e os investimentos realizados no campo da saúde atualmente buscam soluções para o mercado e para as grandes empresas, e não para o ser humano (COE, 2022). O equilíbrio do organismo humano que se busca com a Naturopatia é o mais simples e natural, por meio da harmonização dos elementos naturais disponíveis na natureza: os alimentos, a água, o ar, o sol e a terra.

O método trofoterápico proposto pelo Bálsamo Spa Natural apresenta as seguintes características essenciais:

NATUROPATIA: ALIMENTAÇÃO + DIGESTÃO = SAÚDE

- Método Trofoterápico: método alimentar desintoxicante baseado na alimentação natural vegetariana. Alimentação fundamentada em três aspectos essenciais: 1) ritmo, 2) exclusões e 3) combinações.

- Fundamentos centrais: o ciclo circadiano; as combinações alimentares que favoreçam a digestão e a assimilação de nutrientes; a exclusão de alimentos que não fazem parte da natureza digestiva do ser humano.

- Tipos de alimentos sólidos: vegetais frescos e naturais. Dieta vegetariana composta por frutas, oleaginosas, hortaliças, cerais integrais, leguminosas e tubérculos.

- Tipos de alimentos líquidos: água; sucos desintoxicantes; sucos de frutas naturais; água de coco e outros líquidos para tratamentos específicos, tais como "leites" vegetais e caldo de cana.

- Características dos alimentos sólidos: vegetais naturais e frescos, preferencialmente, orgânicos. Alguns podem ser cozidos em baixa temperatura e por tempo reduzido, como os cereais, leguminosas e tubérculos. Devem ser consumidos logo após o preparo.

- Características dos alimentos líquidos: a água deve ser fresca, sem cloro e consumida na temperatura natural; os sucos devem ser frescos e consumidos logo após o preparo.

- Composição das refeições: ao despertar: "shot de limão"; desjejum: suco desintoxicante preparado com folhas verdes orgânicas; almoço: Parte 1) salada de hortaliças cruas; Parte 2) vegetais cozidos, cereais com leguminosas ou tubérculos sempre acompanhados de hortaliças cozidas; jantar: preferencialmente, sopa de hortaliças; lanches: frutas frescas ou sucos frescos; outros: recomenda o uso das oleaginosas como o abacate, nozes e azeitonas e, em casos específicos, o uso de leite vegetal no jantar e dietas de "monofrutas" (abacaxi ou melancia) pelo período de 24 horas.

- Quanto às quantidades recomendadas: não impõe restrições às quantidades de alimentos ingeridas, mas recomenda o bom senso como forma educativa para uma mudança de estilo de vida.

- Combinações alimentares: elenca uma série de regras a serem observadas para a adequada combinação alimentar.

A seguir, a Tabela 6 consolida e sistematiza as recomendações trofoterápicas do Bálsamo Spa Natural.

Tabela 6 – Sistematização do Método Trofoterápico do Bálsamo Spa Natural

Tipo de alimento	Recomendação para a dieta		
	Excluir	Priorizar	Aceitável
Carnes de qualquer tipo	●		
Ovos	●		
Leite	●		
Caldos de carne	●		
Água		●	
Bebidas alcoólicas (Vinho, cervejas, entre outros)	●		
Sucos		●	
Café	●		
Chás	●		
Outros tipos de líquidos			●
Sopas		●	
Chocolate	●		
Farinhas refinadas	●		
Alimentos frescos		●	
Frutas quase maduras		●	
Frutas maduras		●	
Frutas secas			●
Cereais integrais		●	
Cereais não integrais	●		
Legumes frescos		●	
Legumes pouco cozidos		●	
Leguminosas		●	
Tubérculos		●	
Farinhas refinadas	●		
Farinhas de moagem grossa			●
Alimentos em seu estado natural		●	
Alimentos em preparos simples		●	
Alimentos processados			●

Fonte: o autor

5

OS PROTOCOLOS ALIMENTARES NA ERA DIGITAL

Está claro que, desde muito antes do surgimento da medicina como ciência, a questão alimentar tem sido central em diferentes protocolos de tratamentos de doenças. Ao consolidar o documento *Corpus Hipocraticum*[52], Hipócrates mostrou que, historicamente, a alimentação dos pacientes em tratamento de saúde era o próprio elemento de cura ("remédio" natural).

Assim, em diferentes protocolos, os alimentos foram estudados, analisados, testados e classificados como adequados ou não para a dieta dos doentes e daqueles que buscavam a manutenção da saúde. E, apesar da aplicação de uma variedade de diferentes condutas terapêuticas, sempre foi consenso que os alimentos ingeridos tinham influência determinante no desenvolvimento ou na regressão das patologias.

Com a evolução dos estudos bioquímicos, a conduta dos tratamentos foi, com o passar do tempo, sendo redirecionada para o uso exclusivo de medicamentos, devido à boa e rápida resposta na mitigação ou eliminação de sintomas – em detrimento do tratamento da verdadeira causa da patologia, até o ponto extremo de, na atualidade, se considerar que "a obesidade é uma doença e, como tal, precisa de medicação para ser tratada" (FILHO, 2022, p. 1).

Nesse sentido, destaca-se a questão do uso indiscriminado de medicamentos, sintéticos ou naturais, que, a despeito de sua capacidade de influenciar o estado de saúde positivamente — quando utilizados corretamente —, também podem provocar efeitos colaterais ou mesmo o desgaste desnecessário do sistema metabólico do paciente e de sua energia vital. "Todo o medicamento, sendo fitoterápico ou não, chá-alimento ou chá-medicinal, ou suplemento alimentar pode causar efeitos indesejados à saúde" (ABRAN, 2022b, p. 1).

---

[52] Documento elaborado no século IV a.C., que reunia os tratamentos propostos pelos médicos da época em diferentes países da Europa.

Os padrões alimentares dos povos mudam ao longo dos anos. A mecanização na agricultura e o desenvolvimento da indústria alimentícia ao longo dos séculos recentes aumentaram a quantidade e variedade de produtos oferecidos aos consumidores, a despeito do que previa a Teoria Malthusiana[53]. Assim, a forma de produção e as tendências globais de consumo também se modificaram, e isso define uma nova realidade quanto aos hábitos relacionados à alimentação dos indivíduos, bem como à sua condição de saúde.

De forma abrupta e, em especial, na última década, a revolução digital rompeu paradigmas e redefiniu o modo como nos comunicamos, nos deslocamos, como interagimos e, especialmente, como nos alimentamos. A disrupção tecnológica nos diversos setores — inclusive na cadeia produtiva da alimentação — exigiu mudanças, novas habilidades e soluções inovadoras por parte de todos os atores envolvidos: indústria, profissionais, usuários, academia, governo e sociedade.

Um dos impactos mais expressivos da Indústria 4.0[54] sobre o setor da alimentação deu-se no setor distribuição de alimentos via aplicativos de delivery[55] de refeições. As tendências no modo como os alimentos são produzidos, distribuídos e consumidos teve impulso, nos últimos anos, em razão não só dos avanços tecnológico-digitais e do estilo de vida da sociedade — cada vez mais veloz e conectado —, mas em função da disseminação global da pandemia de Covid-19[56] que estimulou o surgimento de novos hábitos, demandas e necessidades.

Estudo do Núcleo de Pesquisas Epidemiológicas em Nutrição e Saúde (Nupens), da Faculdade de Saúde Pública da Universidade de São Paulo (USP), mostrou aumento generalizado na frequência de pedidos por frutas,

---

[53] Teoria elaborada por Thomas Malthus no ano de 1798. Defendia que, devido o rápido crescimento da população mundial, haveria um problema de escassez de alimentos, pois se previa que a oferta de alimentos seria inferior à demanda (REIS, 2020).

[54] A Indústria 4.0 (4ª Revolução Industrial) diz respeito à revolução digital e às tecnologias emergentes – tecnologias em nuvem, aplicativos, equipamentos autônomos, robótica e outros –, cujas tendências implicam grandes transformações em sistemas de produção, gestão e governança em escala global. As inovações da Indústria 4.0 aumentam a produtividade, a eficiência e a sustentabilidade de negócios e serviços.

[55] Dados do setor que integra as plataformas de entrega de comida mostram salto de 155% no número de usuários de março a abril de 2020. O crescimento de pedidos também acompanhou o crescimento de usuários, atingindo expressivos 975% de aumento (USP, 2021).

[56] O coronavírus (Covid-19) é uma doença infecciosa causada pelo vírus SARS-CoV-2. A OMS declarou o estado de pandemia em 11 de março de 2020 (WHO, 2020). Segundo a Organização, pandemia é a disseminação mundial de uma nova doença, e o termo passa a ser usado quando uma epidemia, surto que afeta uma região, se espalha por diferentes continentes com transmissão sustentada de pessoa para pessoa.

hortaliças e feijão (de 40,2% para 44,6%), durante a pandemia de Covid-19. Contudo, também evidenciou que, em 2020, nas regiões Norte e Nordeste do país houve maior consumo de alimentos ultraprocessados e produtos industrializados — com alta concentração de açúcares, sais, adoçantes, corantes, aromatizantes e conservantes — entre as pessoas com baixa escolaridade (USP, 2021).

> Padrões de alimentação estão mudando rapidamente na grande maioria dos países e, em particular, naqueles economicamente emergentes. As principais mudanças envolvem a substituição de alimentos *in natura* ou minimamente processados de origem vegetal (arroz, feijão, mandioca, batata, legumes e verduras) e preparações culinárias à base desses alimentos por produtos industrializados prontos para consumo. Essas transformações, observadas com grande intensidade no Brasil, determinam, entre outras consequências, o desequilíbrio na oferta de nutrientes e a ingestão excessiva de calorias (BRASIL, 2014, p. 17).

O direito humano à alimentação está expresso no artigo 6º da Constituição Federal de 1988. E esse direito pressupõe uma alimentação adequada, tanto do ponto de vista quantitativo como qualitativo, além da garantia à segurança alimentar e o direito à vida, entendido como o acesso a bens materiais, culturais, científicos e espirituais produzidos pela espécie humana. A atuação dos governos e órgãos oficiais de saúde tem papel fundamental no atendimento a esse direito constitucional consideradas todas as suas dimensões.

> Art. 6º - São direitos sociais a educação, a saúde, a alimentação, o trabalho, a moradia, o lazer, a segurança, a previdência social, a proteção à maternidade e à infância, a assistência aos desamparados, na forma da constituição (BRASIL, 1988).

A Associação Brasileira de Nutricionistas (ABN), primeira entidade representativa da categoria da Nutrição[57] em nível nacional, foi criada em 1949. Ela foi fundamental para a regulamentação da profissão de nutricionista no país, para a criação de Conselhos Regionais e, sobretudo, para o fortalecimento da relevância da questão alimentar e nutricional no que se refere à saúde para população brasileira.

---

[57] A ciência da Nutrição estuda como os processos de digestão, absorção, transporte e excreção de nutrientes convertem os produtos alimentícios em nutrientes individuais prontos para serem utilizados no metabolismo (MAHAN; RAYMOND, 2018).

O Conselho Federal dos Nutricionistas (CFN), no entanto, foi criado apenas em 1978 e regulamentado dois anos mais tarde. Percebe-se que a questão alimentar ficou por muito tempo esquecida pelos atores da área da saúde e pelos órgãos governamentais oficiais de saúde no Brasil (CFN, 2022).

Assim como a Nutrição, a Nutrologia[58] também foi mantida à margem das ciências médicas por um longo período. A Associação Brasileira de Nutrologia (Abran) foi criada em 1973, porém a Nutrologia só foi reconhecida como especialidade médica pelo Conselho Federal de Medicina (CFM) em 1978. Ainda hoje, a Abran trabalha para efetivar a Nutrologia como disciplina nos cursos de medicina em todo o país (ABRAN, 2022a).

Somente em 2006, o governo federal brasileiro publicou diretrizes nacionais sobre Alimentação Saudável e Nutrição para a população brasileira em resposta às orientações da Organização Mundial da Saúde.

> A Organização Mundial da Saúde (OMS) recomenda, por meio da Estratégia Global para a Promoção da Alimentação Saudável, Atividade Física e Saúde, que os governos formulem e atualizem, periodicamente, diretrizes nacionais sobre alimentação e nutrição, levando em conta mudanças nos hábitos alimentares e as condições de saúde da população e o progresso no conhecimento científico. Essas diretrizes têm como propósito apoiar a educação alimentar e nutricional e subsidiar políticas e programas nacionais de alimentação e nutrição (BRASIL, 2014, p. 7).

O documento oficial vigente no Brasil, o Guia Alimentar para População Brasileira, teve sua primeira versão publicada em 2006. A segunda edição do guia, publicada em 2014, passou por um processo de consulta pública que permitiu o seu amplo debate por diversos setores da sociedade e orientou a construção da versão mais recente e atualizada.

Elaborado pelo Ministério da Saúde sob a coordenação técnica da Opas — entidade ligada à OMS —, o Guia orienta médicos, nutricionistas, nutrólogos, naturopatas, educadores e demais profissionais da área da saúde, bem como a população geral, acerca das melhores práticas e diretrizes nacionais sobre alimentação saudável e nutrição. Esse é identificado, então, como o principal referencial ou o protocolo alimentar oficial vigente no Brasil na atualidade digital.

---

[58] "A Nutrologia, nutrição clínica, é a especialidade médica que estuda os nutrientes dos alimentos, suas funções no organismo normal e a fisiopatologia, o diagnóstico e o tratamento dos distúrbios de nutrientes nas doenças" (OLIVEIRA; MARCHINI, 2008, p. 483).

5.1 O GUIA ALIMENTAR PARA A POPULAÇÃO BRASILEIRA

A primeira versão do Guia Alimentar para a População Brasileira foi publicada em 2006, pelo Ministério da Saúde. Essa publicação é considerada um marco nacional quanto à promoção da alimentação adequada e saudável para a população geral, para governos subnacionais e profissionais da área da saúde que atuam no país.

> A alimentação adequada e saudável é um direito humano básico que envolve a garantia ao acesso permanente e regular, de forma socialmente justa, a uma prática alimentar adequada aos aspectos biológicos e sociais do indivíduo e que deve estar em acordo com as necessidades alimentares especiais; ser referenciada pela cultura alimentar e pelas dimensões de gênero, raça e etnia; acessível do ponto de vista físico e financeiro; harmônica em quantidade e qualidade, atendendo aos princípios da variedade, equilíbrio, moderação e prazer; e baseada em práticas produtivas adequadas e sustentáveis (BRASIL, 2014, p. 8).

Segundo a OMS (BRASIL, 2014), as diretrizes sobre alimentação adequada e saudável devem ser atualizadas periodicamente pelos governos locais. O objetivo é que as recomendações considerem atualizações científicas relacionadas à nutrição, bem como à mudança de hábitos culturais. O Ministério da Saúde brasileiro realizou a última revisão do Guia Alimentar para a População Brasileira em 2014, buscando incorporar todas as diretrizes sugeridas pela OMS.

O Guia Alimentar é um compêndio que, segundo o Ministério da Saúde, pode e deve ser utilizado por qualquer pessoa, seja para uso domiciliar, seja educacional ou como referência para profissionais da área da Saúde. Porém, em casos de indivíduos acometidos por patologias ou submetidos a tratamentos de saúde, há recomendação explícita de que esse seja assistido por um profissional habilitado que deverá adaptar as recomendações do Guia para as necessidades específicas do paciente.

O Guia Alimentar para a População Brasileira adota cinco princípios para fundamentar a elaboração das recomendações alimentares que apresenta (BRASIL, 2014). São eles:

- alimentação é mais do que a mera ingestão de nutrientes;
- recomendações sobre alimentação devem estar em sintonia com o seu tempo;

- alimentação adequada e saudável deriva de sistema alimentar socialmente e ambientalmente sustentável;
- diferentes saberes geram o conhecimento para a formulação de guias alimentares;
- guias alimentares ampliam a autonomia nas escolhas alimentares.

Como ponto de partida para a definição das recomendações, o Guia Alimentar considera as características nutricionais dos alimentos – evidenciadas por meio de estudos científicos, casos clínicos ou experimentais – e suas reações diante da fisiologia e do metabolismo humano. Destaca que tais achados científicos foram fundamentais para a formulação de políticas e iniciativas destinadas a prevenir carências nutricionais específicas (como a de proteínas, vitaminas e minerais) e doenças associadas ao consumo excessivo de sódio ou de gorduras de origem animal.

Afirma que a ciência da Nutrição surge com a identificação e o isolamento de nutrientes presentes nos alimentos e com os estudos do efeito de nutrientes individuais sobre a incidência de determinadas doenças (BRASIL, 2014). Porém, reconhece que os efeitos de nutrientes administrados de forma isolada no tratamento de patologias mostraram-se progressivamente insuficientes quando comparados aos nutrientes provenientes diretamente da ingestão de alimentos integrais (BRASIL, 2014).

Nesse sentido, estudos[59] comprovam, por exemplo, que a proteção decorrente do consumo de frutas, legumes e verduras para alguns tipos de câncer e para as doenças do coração não é obtida pela simples ingestão de medicamentos ou suplementos que possuem, de forma isolada, os mesmos nutrientes encontrados nos alimentos *in natura*. Embora a investigação de nutrientes isolados tenha o seu lugar na ciência da Nutrição, tais nutrientes nunca devem ser vistos pelo público em geral como elementos estáticos e separados (VIDOTO, 2017).

Esse entendimento se alinha ao conceito naturopático de que a ingestão de nutrientes presentes em alimentos integrais possui efeito benéfico para a prevenção de doenças. Coe (2022) explica que o alimento íntegro,

---

[59] Um desses estudos é o *Dietary Guidelines in 21st Century: a time for food*. Publicado por dois pesquisadores da Universidade de Harvard na revista da Associação Médica Americana, descreve as limitações de se olhar a relação alimentação-saúde com base apenas na composição nutricional dos alimentos, em particular, quando o perfil epidemiológico é dominado por doenças cardiovasculares, diabetes obesidade, câncer e outras doenças crônicas. Destaca os efeitos protetores da alimentação que dependem da estrutura intacta dos alimentos e de interações entre nutrientes, explica por que a suplementação medicamentosa de nutrientes não reproduz os mesmos benefícios da alimentação (BRASIL, 2014).

composto por uma combinação específica de nutrientes e diversos elementos químicos, atua no organismo em sua totalidade e não a partir de componentes isolados.

O segundo princípio que embasa as recomendações do Guia Alimentar apoia-se em achados científicos que identificaram efeitos positivos sobre a saúde humana quando padrões tradicionais de alimentação eram mantidos — considerados a cultura local e a forma de se alimentar —, como na "dieta mediterrânea"[60]. Estudos[61] concluem que os benefícios dessa dieta são obtidos pela totalidade das práticas adotadas pela comunidade (BRASIL, 2014). Seus efeitos positivos sobre a saúde são atribuídos ao conjunto "alimentos — estilo de vida" que integram aquele padrão, e não à simples ingestão dos alimentos de forma isolada.

O estilo de vida relacionado aos hábitos alimentares diz respeito, inclusive, à forma de preparo dos alimentos, ao tipo de ambiente escolhido para a alimentação, ao fato de haver ou não acompanhantes (familiares ou amigos) no momento das refeições e quanto ao tipo de alimentos escolhidos, além da quantidade ingerida. Ou seja, trata-se de todo o conjunto de práticas sociais e culturais que definem os padrões alimentares e que, comprovadamente, interferem na saúde dos indivíduos.

> Finalmente, alimentos específicos, preparações culinárias que resultam da combinação e preparo desses alimentos e modos de comer particulares constituem parte importante da cultura de uma sociedade e, como tal, estão fortemente relacionados com a identidade e o sentimento de pertencimento social das pessoas, com a sensação de autonomia, com o prazer propiciado pela alimentação e, consequentemente, com o seu estado de bem-estar (BRASIL, 2014, p. 16).

Desse modo, as recomendações propostas pelo Guia Alimentar para a População Brasileira representam um abrangente conjunto de práticas alimentares para a manutenção da saúde e o bem-estar. Essas práticas consideram as características nutricionais de cada alimento, o tipo de alimento selecionado, a combinação entre os alimentos, as preparações culinárias,

---

[60] A dieta mediterrânea se caracteriza por uma elevada ingestão de vegetais, leguminosas, frutas frescas, cereais integrais, castanhas e azeite, por um consumo moderado de peixe e laticínios, por uma baixa ingestão de carnes vermelhas e pelo consumo moderado de bebidas alcoólicas — reduzido, preferencialmente, ao consumo de vinho tinto durante as refeições principais (MENTELLA *et al.*, 2019).

[61] Análises presentes no livro *Nutritionism: the Science and Politics of Dietary Advice* estruturam vários dos argumentos que justificam o olhar abrangente da relação entre alimentação e saúde, em particular quanto à não redução dos alimentos aos nutrientes individuais neles contidos (BRASIL, 2014).

incluindo suas técnicas tradicionais e as características culturais e sociais da população considerada.

A terceira consideração principiológica do Guia Alimentar sobre alimentação saudável diz respeito ao sistema alimentar da população e parte do entendimento de que a alimentação adequada e saudável deriva de sistema alimentar socialmente e ambientalmente sustentável (BRASIL, 2014). Portanto, considera que a qualidade da alimentação deve considerar todas as questões que envolvem a produção, o transporte e a comercialização dos alimentos.

Desde o sistema escolhido para a produção — orgânico ou convencional —, a escolha e seleção das sementes — crioulas ou transgênicas —, os tipos de fertilizantes utilizados, a proximidade da produção em relação ao consumidor, bem como todas as pequenas sutilezas relacionadas ao transporte, à armazenagem e forma de comercialização — em feiras ou em grandes redes de distribuição —, impactarão a qualidade alimentar (BRASIL, 2014). "Recomendações sobre alimentação devem levar em conta o impacto das formas de produção e distribuição dos alimentos sobre a justiça social e a integridade do ambiente" (BRASIL, 2014, p. 18).

Os princípios agroecológicos preservam as condições naturais dos solos, utilizando recursos naturais para proteger a biodiversidade (MORAES, 2015). Os alimentos produzidos nesse tipo de solo, isentos de fertilizantes sintéticos, pesticidas, fungicidas, herbicidas, inseticidas e outros compostos químicos, receberão mais energia vital da natureza, sendo mais adequados ao consumo humano do que aqueles produzidos pela agricultura convencional.

> A melhoria da nutrição no Brasil pode ser vista por outra ótica. Os alimentos com alto poder de vitalidade, existentes nas matas, devem ser utilizados na alimentação humana para equilibrar as funções do organismo. Conhecer a riqueza da flora disponível é uma solução inteligente (MORAES, 2015, p. 65).

O Guia Alimentar considera, ainda, as questões antropológicas, culturais e os hábitos alimentares transferidos entre gerações como bases essenciais para a definição de recomendações adequadas e aplicáveis. E se apresenta como uma ferramenta referencial orientadora, a ser utilizada pelo indivíduo, autônomo e capaz – em tese – de fazer as melhores escolhas e com plena consciência sobre as influências da alimentação na própria saúde e na saúde de seus familiares.

> Alimentação diz respeito à ingestão de nutrientes, mas também aos alimentos que contêm e fornecem os nutrientes, a como os alimentos são combinados entre si e preparados, a características do modo de comer e às dimensões culturais e sociais das práticas alimentares. Todos esses aspectos influenciam a saúde e o bem-estar (BRASIL, 2014, p. 15).

Nesse sentido, o Guia releva a relevância do resgate do estilo de alimentação natural nacional, baseado em alimentos vegetais — como o arroz e o feijão —, típicos da cultura brasileira, além das saladas cruas e frutas tropicais disponíveis de forma abundante no Brasil. Esses alimentos, fortemente enraizados na cultura popular, promovem a digestibilidade adequada e auxiliam no restabelecimento da saúde da população, ao contrário das tendências alimentares dominantes — pautadas em alimentos industrializados.

Finalmente, o Guia Alimentar para População Brasileira considera que a ampliação da autonomia das pessoas nas escolhas alimentares é um princípio importante para obtenção saúde e do bem-estar por meio da alimentação (BRASIL, 2014). Para tanto, coloca-se como referencial para informações confiáveis acerca do que vem a ser alimentação saudável e sobre quais os tipos de alimentos adequados para a composição da alimentação básica. Assim, por meio de linguagem acessível e direta, busca orientar e auxiliar o indivíduo a compor refeições que proporcionem saúde e vitalidade.

Segundo a Associação Brasileira da Indústria de Alimentos (ABIA, 2021a), a indústria brasileira de alimentos e bebidas processa 58% de tudo que é produzido no campo. O faturamento do setor, incluindo as vendas no varejo e no *food service*[62], *somente no mercado interno brasileiro, saltou de R$ 328,7 bilhões, no ano de 2012, para R$ 669,5 bilhões, em 2021 (ABIA, 2021b).*

Quanto ao consumo de produtos industrializados e prontos para o consumo, estudo encomendado pelo Instituto Brasileiro de Defesa do Consumidor (IDEC, 2020), apontou o aumento no consumo de alimentos processados e ultraprocessados entre os brasileiros, especialmente durante a pandemia, a despeito das orientações do Guia Alimentar, que recomenda que esses produtos não devem fazer parte de uma alimentação adequada e saudável.

Desse modo, o Brasil segue as tendências globais no que diz respeito ao consumo de alimentos industrializados. As principais consequências desse

---

[62] O *food service* engloba a categoria de estabelecimentos prestadores de serviços alimentícios, como restaurantes, lanchonetes, bares, bistrôs, *food trucks*, dentre outros. É uma modalidade de negócios caracterizada pela alimentação fora de casa.

padrão alimentar são o desequilíbrio nutricional, a ingestão de calorias em excesso, o aumento da obesidade, do diabetes e de outras doenças crônicas, conforme comprovam evidências de meta-análises e estudos que associam o consumo de ultraprocessados com obesidade e doenças do coração[63].

Diante desse cenário e a fim de facilitar as escolhas alimentares da população brasileira, o Guia faz quatro recomendações básicas muito claras e objetivas quanto à alimentação. São elas (BRASIL, 2014):

1. faça dos alimentos *in natura* ou minimamente processados a base de sua alimentação;

2. utilize óleos, gorduras, sal e açúcar em pequenas quantidades ao temperar e cozinhar alimentos e criar preparações culinárias;

3. limite o uso de alimentos processados, consumindo-os, em pequenas quantidades, como ingredientes de preparações culinárias ou como parte de refeições baseadas em alimentos *in natura* ou minimamente processados;

4. evite alimentos ultraprocessados.

O tipo de processamento ao qual o alimento é submetido pode impactar o seu perfil e a sua integridade nutricional, pois processamentos e preparos podem reduzir consideravelmente a quantidade de macronutriente e de micronutrientes. Além disso, características relacionadas ao gosto[64] e sabor[65] podem sofrer grandes alterações mesmo antes da chegada do alimento ao consumidor final.

O Ministério da Saúde classifica os alimentos em quatro categorias, de acordo com o tipo de processamento a que foram submetidos (BRASIL, 2014): 1) *in natura* ou minimamente processados; 2) extraídos dos alimentos *in natura* ou diretamente da natureza; 3) alimentos processados; e 4) ultraprocessados.

Os alimentos *in natura* são obtidos diretamente da natureza. Podem ser de origem vegetal ou animal e não sofrem alteração até a disponibilização ao consumidor. Alimentos minimamente processados são aqueles que, ainda que obtidos diretamente da natureza, foram submetidos a processos de

---

[63] Askari *et al.* (2020) concluiu que o consumo de ultraprocessados aumenta em 26% o risco de obesidade. Pagliai *et al.* (2020) concluiu que o consumo de ultraprocessados aumenta o risco de sobrepeso, obesidade e circunferência abdominal elevada em 23-34%, de síndrome metabólica em 79%, de dislipidemia em 102%, de doenças cardiovasculares em 29-34% e da mortalidade por todas as causas em 25%.

[64] Característica sensorial reconhecida pelo paladar. Classificada em cinco categorias: doce, salgado, amargo, azedo e umami.

[65] Característica sensorial reconhecida com o conjunto dos sentidos: paladar, olfato e tato.

NATUROPATIA: ALIMENTAÇÃO + DIGESTÃO = SAÚDE

limpeza, remoção de partes não comestíveis ou indesejáveis, fracionamento, moagem, secagem, fermentação, pasteurização, refrigeração, congelamento e processos similares que não envolvam agregação de sal, açúcar, óleos, gorduras ou outras substâncias ao alimento original (BRASIL, 2014).

Contudo, algumas técnicas de "processamento mínimo" também podem ser excessivamente danosas à integridade nutricional dos alimentos. Por exemplo, o polimento de grãos de arroz ou a moagem excessiva de farinhas são processos que diminuem consideravelmente o valor nutricional dos grãos. Assim, o Guia recomenda a preferência por alimentos integrais, sempre que possível (BRASIL, 2014).

Segundo o Guia Alimentar, a categoria dos alimentos *in natura* ou minimamente processados deve ser a base da alimentação da população de modo geral. E recomenda a predominância de refeições com alimentos variados e de origem vegetal. Tais orientações favorecem a obtenção de uma alimentação nutricionalmente balanceada, saborosa, culturalmente apropriada e promotora de um sistema alimentar socialmente e ambientalmente sustentável.

> Exemplos de combinações de alimentos de origem vegetal que se complementam do ponto de vista nutricional são encontrados na mistura de cereais com leguminosas (comum na culinária mexicana e presente no nosso arroz com feijão), de cereais com legumes e verduras (comum na culinária de países asiáticos e presente no arroz com jambu do Pará), de tubérculos com leguminosas (comum em países africanos e presente no nosso tutu com feijão) e de cereais ou tubérculos com frutas (comum em várias culinárias e presente no arroz com pequi de Goiás e na farinha de mandioca com açaí da Amazônia) (BRASIL, 2014, p. 31).

As razões biológicas que justificam uma alimentação baseada em alimentos variados, de origem vegetal, *in natura* ou minimamente processados relacionam-se ao fato de que esses possuem uma ampla variedade de nutrientes essenciais e de baixa densidade energética, ao contrário dos alimentos de origem animal.

Ainda que sejam considerados como boas fontes de proteína e de grande parte das vitaminas e minerais necessários para dieta humana, os alimentos de origem animal possuem um alto teor calórico, quantidade excessiva de gorduras não saudáveis, além da ausência de fibras — indispensáveis para a dieta humana. Porém, o Guia Brasileiro (BRASIL, 2014) considera aceitável a ingestão de pequenas quantidades de alimentos de origem animal combinadas com os alimentos de origem vegetal com fins de se alcançar um nível de nutrição balanceada.

O Guia Alimentar para a População Brasileira lista, de forma didática, diversos exemplos de alimentos *in natura* ou minimamente processados como sugestões para a composição de refeições. São eles (BRASIL, 2014, p. 29):

- legumes, verduras, frutas, batata, mandioca e outras raízes e tubérculos *in natura* ou embalados, fracionados, refrigerados ou congelados;

- arroz branco, integral ou parboilizado, a granel ou embalado;

- milho em grão ou na espiga, grãos de trigo e de outros cereais;

- feijão de todas as cores, lentilhas, grão de bico e outras leguminosas;

- cogumelos frescos ou secos;

- frutas secas, sucos de frutas e sucos de frutas pasteurizados e sem adição de açúcar ou outras substâncias;

- castanhas, nozes, amendoim e outras oleaginosas sem sal ou açúcar;

- cravo, canela, especiarias em geral e ervas frescas ou secas;

- farinhas de mandioca, de milho ou de trigo e macarrão ou massas frescas ou secas feitas com essas farinhas e água;

- carnes de gado, de porco e de aves e pescados frescos, resfriados ou congelados;

- leite pasteurizado, ultrapasteurizado "longa vida" ou em pó e iogurte (sem adição de açúcar);

- ovos;

- chá, café, e água potável.

A segunda categoria de alimentos definida pelo Ministério da Saúde trata daqueles extraídos dos alimentos *in natura* ou diretamente da natureza. Essa categoria é composta por óleos, gorduras, sal e açúcar, e a recomendação do Guia é que seu consumo seja moderado com vistas à obtenção de melhorias nos preparos culinários, contribuindo para a diversidade de sabores sem, contudo, prejudicar o equilíbrio nutricional.

> São produtos extraídos de alimentos *in natura* ou da natureza por processos como prensagem, moagem, trituração, pulverização e refino. São usados nas cozinhas das casas e em refeitórios e restaurantes para temperar e cozinhar alimentos e para criar preparações culinárias variadas e saborosas, incluindo caldos e sopas, saladas, tortas, pães, bolos, doces e conservas (BRASIL, 2014, p. 34).

O Ministério da Saúde enfatiza a recomendação moderada dessa categoria, uma vez que o consumo excessivo desses alimentos é prejudicial para saúde humana. Segundo Brasil (2014), as gorduras saturadas presentes nos óleos e nas gorduras, o sódio e o açúcar aumentam os riscos de doenças do coração, de obesidade e de diversas doenças crônicas. Para os autores naturopatas, estudados nesta pesquisa, esses são motivos suficientes para exclusão completa desses alimentos da dieta alimentar.

> Óleos e gorduras têm 6 vezes mais calorias por grama do que grãos cozidos e 20 vezes mais do que legumes e verduras após cozimento. O açúcar tem 5 a 10 vezes mais calorias por grama do que a maioria das frutas (BRASIL, 2014, p. 35).

Exemplos de alimentos extraídos dos alimentos *in natura* ou diretamente da natureza, segundo o Guia Alimentar para População Brasileira, são (BRASIL, 2014, p. 34):

- óleos de soja, de milho, de girassol ou de oliva;

- manteiga, banha de porco, gordura de coco;

- açúcar de mesa branco, demerara ou mascavo;

- sal de cozinha refinado ou grosso.

A terceira categoria inclui os alimentos processados. Essa categoria alimentar é composta de produtos fabricados pela indústria com a adição, principalmente, de sal, açúcar ou outras substâncias culinárias, como os vinagres, óleos e outras mistura de diferentes ingredientes. O objetivo desse processamento é tornar o alimento mais durável e, em alguns casos, mais palatável do que os alimentos *in natura* (BRASIL, 2014).

O consumo desses alimentos, segundo o Ministério da Saúde, deve ser limitado a pequenas porções. As técnicas de processamento aplicadas tornam os alimentos dessa categoria reduzidos em nutrientes de qualidade e ricos em calorias e outras substâncias prejudiciais à saúde. Contudo, o Guia Alimentar não define claramente o conceito de "porção", nem a frequência e as quantidades adequadas para o consumo dessa categoria de alimentos. Exemplos de alimentos processados, segundo o Guia (BRASIL, 2014, p. 38):

- cenoura, pepino, ervilhas, palmito, cebola, couve-flor preservados em salmoura ou em solução de sal e vinagre;

- extrato ou concentrados de tomate (com sal e ou açúcar);

- frutas em calda e frutas cristalizadas;

- carne seca e toucinho;

- sardinha e atum enlatados;

- queijos;

- pães feitos de farinha de trigo, leveduras, água e sal.

A quarta categoria reúne os alimentos ultraprocessados. O consumo desses alimentos, segundo o Ministério da Saúde, deve ser evitado. A qualidade nutricional dos itens dessa classe é completamente modificada por meio de processos industriais, pela adição de aditivos químicos, bem como pela adição excessiva de ingredientes que contribuem para o surgimento de diferentes doenças crônicas, tais como óleos, gorduras, sódio, açúcares, dentre outros.

> Alimentos ultraprocessados são formulações industriais feitas inteiramente ou majoritariamente de substâncias extraídas de alimentos (óleos, gorduras, açúcar, amido, proteínas), derivadas de constituintes de alimentos (gorduras hidrogenadas, amido modificado) ou sintetizadas em laboratório com base em matérias orgânicas como petróleo e carvão (corantes, aromatizantes, realçadores de sabor e vários tipos de aditivos usados para dotar os produtos de propriedades sensoriais atraentes). Técnicas de manufatura incluem

extrusão, moldagem, e pré-processamento por fritura ou cozimento (BRASIL, 2014, p. 41).

Esses alimentos, segundo o Guia Alimentar, favorecem o consumo excessivo de calorias por possuírem a capacidade de burlar os mecanismos de saciedade do organismo humano. O Guia também destaca a capacidade de produção de hipersabores nos alimentos ultraprocessados. Hipersabores são criados por meio da criteriosa e proposital combinação de açúcares, sal, gorduras e vários aditivos. Essa categoria alimentar induz ao hábito do consumo e pode desenvolver dependência química, psicológica ou social.

Alimentos ultraprocessados são amplamente disponíveis e acessíveis, de baixo custo e facilitam o consumo rápido e sem a necessidade de utensílios. Por isso, são consumidos a todo instante, muitas vezes, mesmo diante da ausência da sensação de fome ou paralelamente à realização de outras atividades, como dirigir, estudar ou assistir televisão. Seu consumo excessivo é o principal indutor de obesidade, diabetes e demais doenças crônicas na população. São exemplos de alimentos ultraprocessados, segundo o Guia Alimentar para População Brasileira (BRASIL, 2014, p. 41):

- biscoitos, sorvetes, balas e guloseimas em geral;

- cereais açucarados, bolos e misturas para bolo, barras de cereal;

- sopas, macarrão e temperos "instantâneos", molhos;

- salgadinhos "de pacote";

- refrescos e refrigerantes;

- iogurtes e bebidas lácteas adoçados e aromatizados;

- bebidas energéticas;

- produtos congelados e prontos para aquecimento como massas, pizzas, hambúrgueres e extratos de carne de frango ou peixe empanados do tipo nuggets, salsichas e outros embutidos;

- pães de forma, pães para hambúrguer ou hot dog, pães doces e produtos panificados cujos ingredientes incluem substâncias como gordura vegetal hidrogenada, açúcar, amido, soro de leite, emulsificantes e outros aditivos.

Como forma de consolidar suas orientações e recomendações, o Guia Alimentar destaca aquela que considera como a "regra de ouro" da alimentação saudável (BRASIL, 2014, p. 47): "prefira sempre alimentos *in natura* ou minimamente processados e preparações culinárias a alimentos ultraprocessados". Essa regra implica o conhecimento das categorias alimentares definidas pelo Guia. Desse modo, é possível que qualquer indivíduo, mesmo sem conhecimentos científicos, melhore a qualidade de sua dieta.

> Opte por água, leite e frutas no lugar de refrigerantes, bebidas lácteas e biscoitos recheados; não troque a "comida feita na hora" (caldos, sopas, saladas, molhos, arroz e feijão, macarronada, refogados de legumes e verduras, farofas, tortas) por produtos que dispensam preparação culinária ("sopas de pacote", "macarrão instantâneo", pratos congelados prontos para aquecer, sanduíches, frios e embutidos, maioneses e molhos industrializados, misturas prontas para tortas) e fique com sobremesas caseiras, dispensando as industrializadas (BRASIL, 2014, p. 50).

O Guia Alimentar apresenta diferentes combinações de cardápios como sugestão de alimentação. As combinações estão organizadas em três principais refeições (café da manhã, almoço e jantar) e outras pequenas refeições que podem ser realizadas entre as principais.

As sugestões para o café da manhã incluem, como base, as frutas e o café com leite acompanhados de uma variedade de alimentos *in natura* e minimamente processados ou, em alguns casos, alimentos processados. Tais complementos incluem, basicamente, cuscuz, ovo, bolo, pão, manteiga, queijo e a tapioca – alimentos que integram o cardápio tradicional nacional.

Para o almoço e o jantar, o Guia propõe refeições similares cuja base é a combinação arroz-feijão, que pode ser substituída por diferentes cereais e leguminosas acompanhados de outros vegetais variados, carnes, ovos. Frutas ou doces em pequenas porções são sugeridos como sobremesas no almoço. A quantidade de carne recomendada no prato é de, no máximo, um terço do total, e o consumo preferível é de carnes magras grelhadas ou assadas.

Para os lanches e pequenas refeições, o Guia sugere que os indivíduos se organizem para sempre disporem de alguma opção pronta e evitar a necessidade de recorrer aos alimentos industrializados quando estiverem fora de casa. As principais recomendações são: iogurte com frutas, castanhas, leite batido com frutas e saladas de frutas.

O Guia Alimentar também destaca a relevância do consumo de água de boa qualidade durante o dia. É recomendável que se observe as características individuais. Atletas, pessoas que trabalham com esforço físico ou expostas ao sol devem intensificar a atenção e sempre consumir água pura e limpa, sem a presença de aditivos, bem como evitar o consumo de bebidas açucaradas e gaseificadas (BRASIL, 2014).

Quanto à ingestão dos alimentos, o Guia apresenta três recomendações básicas: 1) comer com regularidade e com atenção; 2) comer em ambientes apropriados; e 3) comer em companhia (BRASIL, 2014). Como benefícios dessas práticas, aponta a melhor digestão, o maior controle sobre a quantidade ingerida, a maior interação social e com familiares e os maiores níveis de prazer e satisfação com os momentos dedicados à alimentação.

De forma didática, o Guia apresenta os "dez passos para uma alimentação adequada e saudável" a fim de facilitar bastante o entendimento das recomendações por parte da população leiga e, dessa forma, promover a melhoria da saúde dos brasileiros por meio da alimentação. Os 10 passos são (BRASIL, 2014, p. 125-128):

- Fazer de alimentos *in natura* ou minimamente processados a base da alimentação;

- Utilizar óleos, gorduras, sal e açúcar em pequenas quantidades ao temperar e cozinhar alimentos e criar preparações culinárias;

- Limitar o consumo de alimentos processados;

- Evitar o consumo de alimentos ultraprocessados;

- Comer com regularidade e atenção, em ambientes apropriados e, sempre que possível, com companhia;

- Fazer compras em locais que ofertem variedades de alimentos *in natura* ou minimamente processados;

- Desenvolver, exercitar e partilhar habilidades culinárias;

- Planejar o uso do tempo para dar à alimentação o espaço que ela merece;

- Dar preferência, quando fora de casa, a locais que servem refeições feitas na hora;

- Ser crítico quanto a informações, orientações e mensagens sobre alimentação veiculadas em propagandas comerciais.

As recomendações alimentares propostas pelo Guia Alimentar apresentam as seguintes características essenciais:

- Método Trofoterápico: método alimentar baseado em estudos científicos da Nutrição e diretrizes internacionais com o objetivo de promoção da saúde; coloca-se como referencial orientador para a população geral.
- Fundamentos centrais: a relação entre alimentação e saúde, aspectos nutricionais, alimentos ingeridos, combinações alimentares e dimensões culturais, sociais e ambientais das práticas alimentares e do estilo de vida, além da autonomia dos indivíduos.
- Tipos de alimentos: classifica os alimentos em 4 categorias: 1) *in natura* ou minimamente processados (base alimentar); 2) extraídos dos alimentos *in natura* ou diretamente da natureza (moderação); 3) processados (consumo mínimo); e 4) ultraprocessados (evitar).
- Recomendação: preferir alimentos *in natura* ou minimamente processados; utilizar minimamente óleos, gorduras, sal e açúcar; utilizar com moderação os alimentos processados; e excluir da dieta os alimentos ultraprocessados.
- Composição das refeições: utilizar alimentos de acordo com as características culturais, sazonalidade e buscar sempre a diversidade na composição das refeições, priorizando os alimentos *in natura* e minimamente processados.
- Quanto às quantidades recomendadas: utilizar o bom senso e a sociabilidade para manter o equilíbrio, a moderação e o prazer.
- Ingestão de líquidos: preferir o uso de água e evitar as bebidas açucaradas e as gaseificadas.
- Recomendações alimentares específicas para portadores de doenças específicas: é imprescindível que um profissional, nutricionista, adapte as recomendações do Guia às condições específicas de cada pessoa.

A seguir, a Tabela 7 consolida e sistematiza as recomendações do Guia Alimentar para População Brasileira.

Tabela 7 – Sistematização das recomendações do Guia Alimentar para a População Brasileira

Tipo de alimento	Recomendação para a dieta		
	Excluir	Priorizar	Aceitável
Carnes de qualquer tipo			•
Ovos			•
Leite			•
Caldos de carne			•
Água		•	
Bebidas alcoólicas (Vinho, cervejas, entre outros)	•		
Sucos		•	
Café			•
Chás			•
Outros tipos de líquidos			•
Sopas		•	
Chocolate	•		
Farinhas refinadas	•		
Alimentos frescos		•	
Frutas quase maduras		•	
Frutas maduras		•	
Frutas secas			•
Cereais integrais		•	
Cereais não integrais			•
Legumes frescos		•	
Legumes pouco cozidos		•	
Leguminosas		•	
Tubérculos		•	
Farinhas refinadas	•		
Farinhas de moagem grossa			•
Alimentos em seu estado natural		•	
Alimentos em preparos simples		•	
Alimentos processados			•
Alimentos ultraprocessados	•		

Fonte: o autor

6

A TROFOTERAPIA E OS PROCESSOS DE DIGESTIBILIDADE

A eficiência dos processos digestivos é o aspecto-chave dos métodos trofoterápicos analisados nesta pesquisa. Isso porque os principais nutrientes que mantêm a vida do corpo (e, portanto, a saúde), além das vitaminas e dos sais minerais, são classificados como carboidratos, gorduras e proteínas — obtidos por meio da alimentação e da adequada digestão. Sem uma digestão prévia, são inúteis, pois o organismo não pode absorver esses elementos em suas formas naturais, necessitando, obrigatoriamente, transformá-los em elementos assimiláveis (HALL, 2011). "A boa digestão o protege contra a maioria das doenças; a má digestão coloca-o em um círculo vicioso de doenças e sofrimentos" (MORITZ, 2020, p. 27).

A digestão é um processo fisiológico de transformação dos alimentos, que permite, ao organismo, a absorção e assimilação dos nutrientes essenciais para a sua formação e manutenção. Nesse processo, ocorre a quebra das moléculas em porções menores para que possam ser absorvidas e utilizadas no metabolismo (DIGESTÃO, 2022). Segundo Trucom (2014, p. 51), digestão é a "quebra dos alimentos até suas unidades básicas de nutrição e posterior eliminação dos excretos" e é parte do processo do metabolismo catabólico.

O sistema digestório é formado por diversos órgãos que atuam de forma coordenada para executar uma série de tarefas complexas (Tabela 8). Ele é composto pelo trato gastrointestinal (TGI) e pelas glândulas acessórias. O TGI é subdividido em cinco partes: 1) cavidade oral, formada pela boca e faringe; 2) esôfago; 3) estômago; 4) intestino delgado; e 5) intestino grosso. As glândulas que compõem o sistema digestório são: as glândulas salivares, o conjunto fígado e vesícula biliar e o pâncreas (OLIVEIRA *et al.*, 2016).

A concepção do sistema digestório permite a execução de diversas tarefas essenciais, como: 1) digerir os macronutrientes (proteínas, carboidratos e lipídeos) ingeridos por meio dos alimentos e bebidas; 2) absorver fluidos, micronutrientes e oligoelementos; 3) proporcionar uma barreira física e imunológica aos patógenos, material estranho e antígenos ingeridos na alimentação ou formados durante a passagem do alimento através do TGI; e 4) enviar sinais reguladores e bioquímicos para o sistema nervoso, envolvendo a microbiota intestinal, pela via conhecida como eixo cérebro-intestinal (MAHAN; RAYMOND, 2018).

O processo digestivo é realizado em duas etapas. A primeira ocorre, principalmente, na boca, quando uma ação mecânico-química é realizada pelos dentes e língua (por meio da mastigação) e pela saliva (por meio do início da quebra de açúcares). O processo mecânico tem continuidade por meio dos movimentos peristálticos para a condução dos alimentos aos demais órgãos que integram esse sistema. A segunda etapa é química e envolve a ocorrência e desdobramentos de reações que convertem os alimentos num líquido finíssimo e fluído, a fim de que seja possível a transferência desses do sistema digestivo para o sistema circulatório (MÉNDEZ, 1991a).

Essa transferência de nutrientes é conhecida como o processo de absorção. A absorção é a parte do processo digestivo pela qual pequenas partículas de nutrientes ultrapassam as paredes intestinais e caem na corrente sanguínea e nos vasos linfáticos (MORITZ, 2020). É uma etapa fundamental para a nutrição do corpo humano. Sem a absorção dos nutrientes, a ingestão de quaisquer quantidades de alimentos não será suficiente para suprir as necessidades do organismo.

Quando o processo de absorção de micronutrientes não é efetivo, há, naturalmente, um excesso de eliminação desses nutrientes que seriam necessários por meio do sistema excretor (urina, fezes e suor). Assim, o corpo humano acometido por debilidades digestivas, que, por vezes, não causam sinais ou sintomas agudos, fica comprometido, uma vez que o indivíduo não tem a clara percepção desse desequilíbrio. Isso dificulta a percepção do problema e, por conseguinte, a correção da dieta adotada.

Contudo, há outros sintomas de problemas digestivos que são claramente percebidos pelos indivíduos que sofrem desses males: halitose, náuseas, dores estomacais, gastrites, úlceras, constipações e diarreia. A percepção dessas alterações é forte indicativo de que a dieta adotada e o estilo de vida não proporcionam boa digestibilidade.

Para melhor compreender esse complexo processo, a Tabela 8 descreve as etapas do processo digestivo e como elas ocorrem no corpo humano.

Tabela 8 – Processo digestório para a absorção de nutrientes pelo organismo humano

ÓRGÃO OU FLUIDOS RESPONSÁVEIS PELA AÇÃO	AÇÃO	RESULTADO
LOCAL: CAVIDADE ORAL		
Dentes	Mastigação de sólidos. Ocorre a transformação por meio da quebra mecânica e mistura dos alimentos com a saliva. Segundo a Naturopatia, a "mastigação" dos líquidos também se faz necessária para a mistura adequada com a saliva.	Formação do bolo alimentar que será enviado ao estômago pelo esôfago.
Saliva: substância produzida pelas glândulas salivares	Por meio da enzima amilase salivar (ptialina), ocorre a transformação de parte dos carboidratos em açúcares. E, pela ação da enzima maltase e da água ocorre a dissolução de parte dos açúcares.	
LOCAL: ESTÔMAGO		
Suco gástrico: substância ácida produzida pelas células do estômago; composta por ácido clorídrico e enzimas	A enzima pepsina é responsável pela degradação das proteínas em peptonas e albuminas. A lipase gástrica é a enzima responsável pela quebra das gorduras e geração de ácidos graxos e glicerina. A quimosina atua sobre o leite, coalhando-o para que seja digerido. Ela está presente principalmente nos lactentes. O ácido clorídrico tem a função asséptica, além de proporcionar o ambiente adequado para a ação da pepsina (que somente age em meio ácido).	O produto formado pela digestão no estômago é o quimo e esse é enviado ao intestino delgado em pequenas porções. Esse controle é realizado pelo esfíncter piloro (um anel muscular situado na porção final do estômago).
LOCAL: INTESTINO DELGADO		

Bílis ou Bile: substância produzida pelo fígado	A bílis é responsável por intensificar os movimentos peristálticos do intestino e emulsionar as gorduras para facilitar a ação da enzima lipase.	Após as reações químicas realizadas no intestino delgado (por meio do suco intestinal, suco pancreático e pela bílis) tem-se um produto final que recebe o nome de quilo. **Nesse momento é iniciado o processo de absorção de nutrientes.**
Suco pancreático: produzido pelo pâncreas, possui pH alcalino e enzimas digestivas	A enzima tripsina atua na quebra de proteínas em aminoácidos, enquanto as enzimas amilase e maltase são responsáveis pela quebra dos carboidratos. A enzima lipase, atua na quebra dos lipídios e combinada com os ácidos biliares e com os álcalis do suco intestinal saponificam os ácidos graxos.	
Suco intestinal ou suco entérico: elaborado pelas células da mucosa intestinal e composto por enzimas digestivas	O conjunto de enzimas denominado erepsina atua sobre os produtos intermediários de desintegração das proteínas. Ao passo que outras enzimas como a amilase e a lactase atuam sobre carboidratos, a lipase sobre os lipídios, e a enteroquinase ativa a tripsina presente no suco pancreático.	
Mucosa intestinal ou paredes intestinais	A maior parte da absorção dos nutrientes é realizada nas células do epitélio intestinal. O tecido presente nas vilosidades do intestino conduz as substâncias do tubo digestivo para o sangue e a linfa. As contrações periódicas das vilosidades favorecem a absorção das substâncias elaboradas na cavidade intestinal.	Grande parte da absorção dos nutrientes ocorre nessa etapa. Os restos alimentares (que não puderam ser digeridos pelo estômago, pelo intestino delgado, ou pela mucosa intestinal) são conduzidos ao intestino grosso por meio da válvula íleo – parte final do intestino delgado que permite somente a saída de elementos.

LOCAL: INTESTINO GROSSO

Mucosa intestinal ou paredes intestinais	Parte da água que não foi absorvida no estomago ou no intestino delgado chega até o intestino grosso e é absorvida pela mucosa ou se junta com a celulose vegetal e demais elementos que não foram digeridos para a formação do bolo fecal e posterior eliminação pelo organismo.	Formação do bolo fecal para a eliminação de matérias não absorvidas pelo organismo.

Fonte: elaborado pelo autor, a partir de Méndez (1991a) e Mahan e Raymond (2018)

Todo o processo detalhado na Tabela 8 é ilustrado por meio da Figura 5, que demonstra em que partes do trato gastrointestinal e em que etapas do processo digestivo ocorrem a digestão, a secreção[66] e a absorção.

Segundo Moritz (2020), a boa saúde é resultado do funcionamento adequado do sistema digestivo. A correta digestão ocorre quando todas as etapas se encontram equilibradas e bem coordenadas entre si e com o restante do organismo. Ao contrário, quando a digestão não ocorre perfeitamente, o desequilíbrio provoca anormalidades tanto no sistema digestivo, quanto em outras partes do corpo.

Figura 5 – Locais de secreção, digestão e absorção

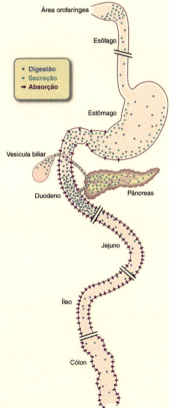

Fonte: Mahan e Raymond (2018, p. 73)

---

[66] A secreção, especificamente, diz respeito aos materiais fluidos, líquidos secretados carregados de poderosas enzimas digestivas capazes de reduzir os amidos a carboidratos de menor peso molecular; proteínas a peptídeos de tamanho pequeno a médio; e lipídeos alimentares a gotículas microscópicas de triglicerídeos e, então, a ácidos graxos livres e pequenos monoglicerídeos (MAHAN; RAYMOND, 2018).

Nesse contexto, é possível identificar os principais fatores que, segundo a Naturopatia e os métodos trofoterápicos analisados, podem prejudicar a digestão em uma ou mais das etapas descritas anteriormente:

- alimentação pobre em fibras;
- combinação equivocada de alimentos;
- cozimento de alimentos em demasia;
- ingestão de alimentos muito frios ou muito quentes;
- ingestão de alimentos que elevam a temperatura interna;
- ingestão de alimentos fora do tempo de maturação adequado (não maduros ou em processo de putrefação);
- ingestão de alimentos líquidos conjuntamente com alimentos sólidos ou pastosos;
- ingestão de alimentos de origem animal;
- ingestão de alimentos em grandes quantidades;
- ingestão de produtos que não são naturais à dieta humana, ou seja, produtos industrializados.

A ingestão de fibras é fundamental para o processo digestivo eficiente. Uma alimentação rica em fibras proporciona a eliminação dos resíduos da digestão pelas fezes (cerca de 18 horas após a ingestão do alimento), enquanto numa dieta pobre em fibras, o tempo médio para a excreção dos resíduos leva cerca de 72 horas, podendo, em alguns casos, demorar até duas semanas para ser totalmente eliminado. O prolongamento do período para eliminação dos resíduos aumenta o tempo de contato do cólon com componentes cancerígenos (COURY, 2007) em grande parte.

Diferentemente das fibras alimentares, os demais alimentos "estacionados" no trato intestinal, além de não terem sido absorvidos pelo organismo – por excesso de nutrientes ou por não serem próprios para o consumo humano –, entram em processo de putrefação por meio da ação de bactérias presentes nessa região e liberam toxinas que sobrecarregam o fígado prejudicando os demais processos desintoxicantes que este deverá realizar.

Já as fibras alimentares e os amidos resistentes, obtidos por meio da ingestão de vegetais, são fermentados pela microbiota intestinal. O resultado dessa fermentação é a produção de ácidos graxos de cadeia curta — AGCCs e gás. Os AGCCs fornecem uma fonte de combustível preferível para as células do intestino, estimulam a renovação e o funcionamento das células, aumentam a função imunológica e regulam a expressão de genes (MAHAN; RAYMOND, 2018).

Além disso, alguns carboidratos "ricos em fibras" têm funções probióticas que induzem a formação de uma microbiota intestinal em que prevalecem as bactérias dos tipos *estreptococos* e *lactobacilos,* que não decompõem os ácidos biliares enviados pelo fígado e que são muito importantes no processo digestivo. Quando a dieta é pobre em fibras, as bactérias predominantes serão as *bacteroides* e *bifidobactérias,* responsáveis por transformar os ácidos biliares em compostos cancerígenos (COURY, 2007).

Segundo Coury (2007), diversos benefícios são obtidos por meio de uma dieta rica em fibras, entre os quais se pode destacar:

- aumento do peristaltismo, o que evita a constipação intestinal;
- diminuição da velocidade de absorção dos nutrientes dos alimentos, sendo favorável para prevenção e tratamento da obesidade e diabetes;
- regulação do metabolismo do colesterol, aumentando a excreção de ácidos biliares;
- prevenção do câncer de cólon;
- prevenção de outras enfermidades do intestino, como apendicite e diverticulite;
- auxílio do tratamento da úlcera péptica, diluindo e neutralizando as secreções ácidas.

Ainda, a pectina e as gomas, fibras solúveis presentes nas frutas, leguminosas e aveia, além de produzirem benefícios digestivos, também colaboram na redução do colesterol sanguíneo, no auxílio do controle do nível de glicose no sangue, atuando na prevenção e no tratamento do diabetes (COURY, 2007). Já as fibras insolúveis, lignina, hemicelulose e celulose, presentes em verduras, cereais integrais e legumes, evitam a constipação intestinal, o câncer de cólon e retardam o esvaziamento gástrico, sendo muito recomendadas para casos em que há necessidade de perda de peso corporal.

Além dos benefícios citados, apesar de os seres humanos não possuírem as enzimas digestivas necessárias para hidrolisar as ligações químicas que ligam as moléculas de açúcar que formam as fibras das plantas, esse material não digerido é fermentado por bactérias no cólon humano, e esse processo pode contribuir com 5% a 10% da energia necessária para a dieta (MAHAN; RAYMOND, 2018).

A combinação dos alimentos nas refeições é outro aspecto de destaque no âmbito dos métodos naturopáticos em razão de sua relevância para a digestibilidade adequada dos alimentos. O tempo de digestão de cada tipo de alimento varia conforme a sua composição bioquímica. Por exemplo, frutas cítricas têm um período digestivo mais curto que os legumes ou as folhagens (VIDOTO, 2019). A combinação adequada de alimentos facilita o processo digestivo e evita a sobrecarga dos órgãos envolvidos nessa atividade.

Além da composição química, o tamanho das partículas e a mastigação também influenciam na digestão e na assimilação dos nutrientes. A velocidade de assimilação dos nutrientes depende, também, do teor de carboidratos, proteínas, lipídios e fibras que compõem a refeição (SARTORELLI; CARDOSO, 2006). Por isso, a combinação alimentar é fator determinante.

A Figura 6 apresenta a combinação alimentar que permite um processo digestivo favorável à absorção e assimilação de nutrientes. Essa combinação é adotada pelos principais métodos trofoterápicos naturopáticos. Inicialmente, as fontes alimentares utilizadas na dieta humana foram classificadas em três grupos: 1) frutas; 2) outros vegetais; e 3) alimentos de origem animal.

Em seguida, os infográficos apresentam as combinações alimentares adequadas: a) as frutas devem ser ingeridas isoladamente dos demais alimentos para a digestão adequada. Além disso, devem ser ingeridas em combinações específicas que não devem ser misturadas numa mesma refeição. São elas: 1) frutas doces; 2) frutas ácidas e semiácidas; e 3) frutas monofágicas.

Os demais vegetais foram classificados em cinco grupos: 1) hortaliças; 2) cereais; 3) leguminosas; 4) tubérculos e 5) oleaginosas. O grupo das hortaliças é o que combina com todos os demais grupos; assim, produtos desse grupo podem ser misturados com todos os outros na mesma refeição. Os cereais podem ser associados às leguminosas, mas não aos tubérculos, devido ao fato de que os carboidratos presentes em cada um desses alimentos demandam processos digestivos independentes. Portanto, os tubérculos podem ser ingeridos, na mesma refeição, com as hortaliças, mas não com cereais ou leguminosas.

As oleaginosas podem ser associadas com todos os demais vegetais, pois possuem características digestivas similares às das hortaliças. Porém, devem ser consumidas em pequenas quantidades em razão do alto teor calórico e de gordura. Podem ser consumidas junto das frutas. Os alimentos de origem animal, por outro lado, não proporcionam boa digestibilidade ao organismo humano, e, por esse motivo, seu consumo não é recomendado.

Figura 6 – Combinação alimentar para melhor digestibilidade

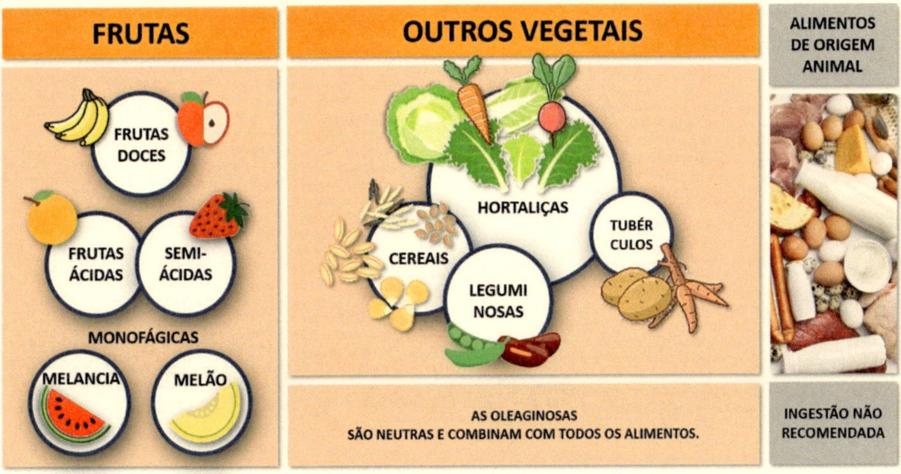

Fonte: elaborado pelo autor, a partir de Claudino (2020, 2021), COE (2022), Méndez (1991a, 1991b), Vidoto (2019) e Acharán (1979)

O modo de preparo dos alimentos é outro fator determinante para a digestibilidade. Para Sartorelli e Cardoso (2006), o processamento e a forma de preparo dos alimentos podem influenciar no processo digestivo. As reações enzimáticas das quais decorrem reações químicas necessárias para a quebra das moléculas no processo digestivo são auxiliadas pelas enzimas presentes nos alimentos. No entanto, o processo de cocção dos alimentos destrói substâncias importantes contidas nos alimentos frescos e prejudica esse ciclo.

Portanto, enzimas, vitaminas, minerais e fitonutrientes, por serem sensíveis ao calor, não deveriam ser expostos a temperaturas superiores a 48 °C, nem mesmo desnaturados por processos industriais de pasteurização (VIDOTO, 2019), a fim de favorecer a digestão.

As enzimas presentes nos alimentos (exógenas) acionam processos bioquímicos que aceleram o metabolismo do organismo. As enzimas dos alimentos são responsáveis, também, por transformar e armazenar energia, ativar hormônios, dissolver fibras solúveis e prevenir a aterosclerose[67]. Além

---

[67] Obstrução de artérias por placas gordurosas e aumento do risco de doenças cardíacas, AVC, infarto e morte.

disso, elas possuem efeitos anti-inflamatórios e ajudam no equilíbrio e na restauração do sistema imunológico e do DNA e RNA (VIDOTO, 2019).

A ingestão de alimentos muito frios ou muito quentes também é um fator prejudicial à digestão. Alimentos demasiadamente quentes, além de perderem as enzimas naturais necessárias para a realização do processo digestivo, agridem a mucosa do aparelho digestivo, prejudicando a produção de saliva, a mastigação e os tecidos, principalmente, da boca, da faringe e do esôfago (MÉNDEZ, 1991a).

O aparelho digestivo requer temperatura normal para que o resultado da digestão produza um "sangue puro", rico em nutrientes assimiláveis que levarão vitalidade ao indivíduo. Os alimentos muito frios e os muito quentes promovem o desequilíbrio térmico do organismo (ACHARÁN, 1979).

Por esse motivo, alimentos que elevam muito a temperatura interna do organismo, como os termogênicos, tampouco são recomendados quando se deseja uma perfeita digestibilidade. Segundo Greco (2016), os alimentos termogênicos são aqueles que oferecem maior dificuldade de digestão, fazendo com que o organismo gaste mais calorias para a realização do mesmo processo e, consequentemente, induzem a elevação da temperatura corporal.

Dentre os alimentos termogênicos mais utilizados na alimentação do brasileiro, estão o alho e as pimentas. Ambos possuem um composto químico, chamado *capsaicina*, que provoca a elevação da temperatura do aparelho digestivo. Da mesma forma agem as bebidas estimulantes que possuem cafeína — outra substância termogênica de difícil digestão (MÉNDEZ, 1991a).

A ingestão de alimentos fora do tempo de maturação adequado (não maduros ou em processo de putrefação) é outro aspecto que prejudica o processo digestivo. Para Kuhne (2009), o tempo de maturação adequado do alimento diz respeito ao ponto em que ele está em sua fase de maturação ótima (idealmente, um pouco anterior à completa maturação). As células vegetais têm grau de maturação caracterizado pelo aumento das fibras, principalmente celulose e lignina. No entanto, quando os alimentos ultrapassam o ponto ótimo de maturação, suas enzimas naturais, necessárias ao processo digestivo, iniciam um processo de degradação natural. Dessa forma, o alimento começa a perder sua capacidade digestiva.

A digestibilidade também sofre influência negativa quando há ingestão de alimentos sólidos e líquidos combinados na mesma refeição. Alimentos sólidos e líquidos não devem ser ingeridos conjuntamente. Com a ingestão de líquidos, os ácidos digestivos são carreados do estômago, e isso compromete a digestão dos sólidos presentes, dificultando a formação do quimo. Portanto, os líquidos sempre devem ser ingeridos, pelo menos, 30 minutos antes das refeições ou após o término do processo digestivo dos alimentos (CLAUDINO, 2020).

A posição dos métodos naturopáticos em relação à ingestão de alimentos de origem animal, sobretudo as carnes, é unânime: são alimentos inadequados para o consumo humano. Os autores aderentes à Naturopatia apontam, entre outros, as conformações anatômica e fisiológica humanas como indicativos primários para justificar essa incoerência alimentar.

Além disso, foi visto que o sistema digestivo emprega enzimas específicas conforme os alimentos a serem digeridos. Assim, ao ter que processar a digestão de proteínas e amidos de uma única vez, por exemplo, o organismo secreta sucos ácidos e alcalinos que, ao se misturarem, se neutralizam. Isso interrompe o processo digestivo e impede o aproveitamento dos nutrientes desses alimentos. A interrupção reiterada desse processo causa transtornos digestivos que podem originar outras doenças, comprometendo todo o organismo.

A enzima digestiva que metaboliza o ácido úrico presente na carne é chamada de *uricase*. Os seres humanos não produzem essa enzima e, portanto, não conseguem digerir o ácido úrico. Além disso, o ácido muriático presente no estômago dos animais carnívoros, capaz de dissolver músculos, é bem mais potente que o ácido clorídrico produzido pelos humanos, que é adequado para digestão de vegetais (VIDOTO, 2017).

Na etapa de desdobramento de moléculas grandes em frações menores, também ocorre a liberação de resíduos tóxicos. No metabolismo das proteínas, são liberadas algumas substâncias tóxicas, como o *indol*, o *escatol,* entre outras. Algumas dessas frações caem na corrente sanguínea e deverão ser neutralizadas pelo fígado. Porém, em quantidades excessivas, provocam estados patológicos (MÉNDEZ, 1991a).

O trato intestinal dos humanos, composto por intestino delgado e grosso, mede, ao todo, nove metros, enquanto nos carnívoros mede apenas de um metro e meio a dois metros (VIDOTO, 2017). Os intestinos longos dos humanos facilitam o acúmulo de matéria não digerida, promovendo o apodrecimento e a decomposição das carnes consumidas e, consequentemente, o acúmulo de matéria pútrida que produz toxinas e fermentações não desejadas (MÉNDEZ, 1991a).

O processo de assimilação dos nutrientes pelo organismo é tão importante quanto o processo de absorção. Nessa etapa, o organismo possui uma capacidade limitada de processamento de substâncias, sejam elas benéficas ou maléficas ao organismo. Segundo Méndez (1991a), a capacidade de assimilação do corpo humano é de, no máximo, um quilo de alimento por dia.

Assim, a quantidade de alimentos ingerida deve ser observada com atenção para não sobrecarregar o sistema digestório. A ingestão de alimentos além da capacidade máxima de assimilação do corpo utiliza energia desnecessária para realizar a quebra das moléculas e a eliminação de matérias excedentes. Para Moritz (2020), comer em excesso — mais do que o sistema digestório pode processar — é uma das principais causas da formação de cálculos no fígado e na vesícula.

Segundo Hall (2011), a capacidade de absorção dos intestinos é de cerca de um litro e meio de volume de alimentos ingeridos, mais sete litros de secreções gastrointestinais produzidas de forma endógena. Quase toda absorção é realizada no intestino delgado, restando cerca de um litro e meio, que é encaminhado diariamente ao cólon por meio da válvula ileocecal.

A absorção na área do estômago é restrita, já que ESTE órgão não possui as vilosidades típicas da membrana absortiva e porque as células epiteliais do estômago têm baixa permeabilidade. Apenas algumas poucas substâncias, tais como o álcool e alguns fármacos, são absorvidas em pequenas quantidades (HALL, 2011).

As regiões de maior absorção de nutrientes estão nos intestinos delgado e grosso. O revestimento desses órgãos, também chamado de mucosa, possui vilosidades que consistem num padrão de dobras, cavidades e projeções prolongadas. As vilosidades são revestidas de células epiteliais com extensões cilíndricas ainda menores, chamadas microvilosidades (MAHAN; RAYMOND, 2018).

Nesse sentido, Méndez (1991a, p. 553) faz referência ao Nutrólogo francês, professor A. I. Mosséri, quando este afirma que: "Tudo o que se come em excesso só serve para alimentar os médicos, os fabricantes de drogas medicamentosas, os donos de farmácias e drogarias e os administradores de cemitérios, porque o organismo adoece, sofre e morre".

Portanto, comer com moderação e praticar frequentemente o jejum — restrito à ingestão de líquidos — colabora para a manutenção de um sistema digestório eficiente. O alívio do TGI facilita a eliminação de substâncias não digeridas que insistem em permanecer no local (MORITZ, 2020).

A sensação de fome e o desejo por comida estão associados à interferência cultural e ambiental, mas também a diversos efeitos fisiológicos, tais como: contrações rítmicas do estômago e inquietude. A escolha do tipo adequado de alimento proporcionará saciedade ao indivíduo. A glândula hipotálamo[68] recebe sinais químicos dos nutrientes presentes no sangue, dos hormônios liberados pelo tecido adiposo e do córtex cerebral (visão, olfato e paladar). Esse conjunto de estímulos influencia o comportamento alimentar do indivíduo (HALL, 2011).

O microbioma[69] intestinal também influencia o sistema digestório. Algumas bactérias extraem mais energia dos alimentos do que outras e, por essa razão, influenciarão a quantidade de calorias necessárias na dieta de cada indivíduo (KELLMAN, 2017).

O fígado é o primeiro órgão a ter acesso aos nutrientes digeridos e o órgão central de processamento e distribuição desses compostos. Possui uma ligação direta com o intestino por meio da veia porta. Os hepatócitos[70] presentes no fígado transformam os açúcares e aminoácidos em combustíveis e precursores necessários para os outros tecidos. Alguns ácidos graxos também são utilizados para uma grande variedade de processos. As reações metabólicas que ocorrem no fígado são realizadas conforme o tipo de dieta e a necessidade demandada pelos demais tecidos do organismo (NELSON; COX, 2019).

Como detalhado na Tabela 8, o processo digestivo saudável é dependente da bílis produzida pelo fígado e do suco pancreático produzido pelo pâncreas. Segundo Moritz (2020), para manutenção do sistema digestivo forte e saudável, o fígado deve produzir de 0,95 a 1,4 litro de bílis por dia. A produção adequada de bílis, além de proporcionar boa digestão e boa nutrição, evita mutações celulares e protege o organismo contra o câncer e os danos causados pela oxidação. Quando a produção de bílis é insuficiente, todo o processo digestivo é prejudicado.

O fígado é um órgão muito especial para o processo digestório. Está envolvido na produção, no processamento e no fornecimento de nutrientes para todas as células do corpo. Além de manter um fluxo de fornecimento

---

[68] Região do diencéfalo responsável por manter a homeostase do organismo atuando na regulação da temperatura do corpo, da fome, da sede e do comportamento sexual.

[69] É todo o conjunto de organismos vivos que compõem um sistema com o próprio poder coletivo (KELLMAN, 2017).

[70] Células do fígado responsáveis por realizar as funções metabólicas do órgão (NELSON; COX, 2019).

ininterrupto de nutrientes, enzimas e hormônios, possui a função de metabolizar os elementos químicos e realizar a síntese de proteínas (MORITZ, 2020).

Portanto, para a manutenção do processo digestivo adequado, o fígado e a vesícula devem estar funcionando adequadamente. Qualquer tipo de alteração funcional desses órgãos prejudica a digestão adequada dos alimentos ingeridos e acarreta problemas diversos à saúde humana por desnutrição.

A desintoxicação do corpo humano também é realizada pelo fígado. O processo consiste em desativar uma quantidade limitada de hormônios, álcool e medicamentos por meio de modificações químicas dessas substâncias bioativas para que percam seus efeitos nocivos. As células de Kupffer, presentes no fígado, absorvem os elementos nocivos e os organismos infecciosos oriundos da digestão e os excretam pelas vias biliares (MORITZ, 2020).

Segundo Méndez (1991a), a bilirrubina é o principal componente da bílis. Para Moritz (2020), além da bilirrubina, a bílis contém a biliverdina, e esses componentes possuem uma importante função antioxidante e propriedades antimutagênicas. Assim, ambas estão associadas à baixa incidência de câncer e de doenças cardiovasculares.

Outro órgão de extrema relevância para o sistema digestório é o pâncreas, pois é o responsável pela produção do suco pancreático enviado ao intestino delgado no momento da digestão. O suco pancreático é um líquido transparente de reação alcalina que contém enzimas fundamentais para o metabolismo de proteínas, carboidratos e lipídios (MÉNDEZ, 1991a).

Quando o intestino delgado recebe o conteúdo ácido do quimo – enviado pelo estômago –, esse se mistura com a bílis e o suco pancreático alcalino, equilibrando o pH. Essa reação forma o ambiente adequado para a ação das enzimas pancreáticas e proporciona uma digestão eficiente (MORITZ, 2020).

A água é outro elemento fundamental e atua no processo digestivo de várias formas. É um dos nutrientes com maior facilidade de absorção pelo corpo humano, sendo completamente absorvida em apenas 20 minutos após sua ingestão. Apesar de haver absorção no estômago, é no intestino delgado que ocorre a maior parte do processo por meio de diferença de pressão osmótica entre o plasma e o conteúdo intestinal (SERAFIM; VIEIRA; LINDEMANN, 2004).

Inicialmente, a água é utilizada no processo digestivo para conduzir os alimentos pelo TGI. Para que os movimentos peristálticos sejam realizados com eficiência, é necessário haver uma proporção adequada de água nos alimentos ingeridos – e essa proporção está equilibrada nos alimentos naturais, adequados à alimentação humana (MÉNDEZ, 1991a).

A água é o substrato para que as reações metabólicas do organismo ocorram adequadamente. Segundo Serafim Vieira e Lindemann (2004), as reações químicas celulares dependem da presença de água em muitas soluções para criar um meio favorável para a reação. A água atua, também, como solvente de várias moléculas, tais como minerais, vitaminas, aminoácidos e glicose. É, portanto, indispensável ao processo fisiológico da digestão, absorção e excreção.

Também é um componente estrutural que dá forma a todas as células do corpo humano. Desempenha um papel fundamental no sistema circulatório, no qual atua como um meio de transporte para os nutrientes e todas as substâncias corporais, além de atuar diretamente na manutenção da temperatura corporal (SERAFIM; VIEIRA; LINDEMANN, 2004). E, como já detalhado, a temperatura corporal é condição fundamental para que o processo digestivo ocorra adequadamente (ACHARÁN, 1979).

A ingestão de produtos que não são naturais à dieta humana – ou seja, produtos industrializados – é outro ponto crucial para os processos de digestibilidade. Os produtos industrializados afetam a digestibilidade humana por alterarem a característica natural dos alimentos que possuem, em princípio, a combinação ideal de nutrientes para a perfeita digestão.

Os alimentos, ao serem submetidos a processos industriais para a alteração de suas características naturais com fins de conservação, palatabilidade, facilidade de transporte e praticidade, sofrem modificações em sua estrutura, tais como: redução das enzimas naturais, modificação da estrutura molecular, alterações na atividade de água ou a combinação de nutrientes. Esses fatores dificultam a ação das secreções produzidas pelo sistema gastrointestinal, necessárias ao adequado processo digestivo.

Finalmente, os produtos químicos frequentemente adicionados aos alimentos industrializados pela indústria alimentícia — acidulantes, corantes, espessantes, antiespumante, desoxidantes, desmoldantes, dentre outros — congestionam o trato gastrointestinal e sobrecarregam o fígado, os rins, o pâncreas e outros órgãos que deveriam atuar na neutralização e eliminação desses resíduos tóxicos.

7

COMPARANDO MÉTODOS: A CONSOLIDAÇÃO DA PESQUISA

Os resultados obtidos por meio de levantamentos e análises realizados nesta pesquisa incluem os resultados parciais sistematizados em tabelas ao final de cada capítulo dedicado à identificação dos métodos trofoterápicos aplicados por linhas naturopáticas modernas e contemporâneas representadas por: Dr. Louis Kuhne, Dr. Manoel Lezaeta Acharán, Dr. José Efrain Melara Méndez, Wellington Lee Schetinger (Clínica Spa Pirenópolis Natural) e Pedro Sérgio de Melo Coe (Bálsamo Spa Natural). Também foi identificado e sistematizado o protocolo alimentar publicado pelo Ministério da Saúde do Brasil: o Guia Alimentar para a População Brasileira.

A Tabela 9 consolida os resultados parciais e apresenta uma análise comparativa entre as recomendações do Guia Alimentar frente às recomendações dos demais protocolos – todas amplamente investigadas à luz da Naturopatia e dos processos de digestibilidade. A estrutura analítica permite a clara visualização dos pontos de convergência e divergência entre cada um dos alimentos recomendados ou não para o consumo humano segundo os diferentes métodos.

Tabela 9 – Consolidação das recomendações alimentares de diferentes protocolos alimentares e resultados comparativos frente ao Guia Alimentar para a População Brasileira

Comparativo das recomendações alimentares para a dieta diária
Legenda: ● Excluir (E); ● Priorizar (P); e ● Aceitável (A)

Tipo de alimento	Kuhne	Lezaeta Acharán	Melara	W. Lee (Clínica Spa Natural)	P. Coe (Bálsamo Spa Natural)	Ministério da Saúde (Guia)	Resultados quanto à compatibilidade do Guia aos demais métodos analisados

Carnes de qualquer tipo	E	E	E	E	E	A	Incompatível com os demais métodos **(Incompatível)**
Ovos	E	E	E	E	E	A	Incompatível com os demais métodos **(Incompatível)**
Leite	E	E	E	E	E	A	Incompatível com os demais métodos **(Incompatível)**
Caldos de carne	E	E	E	E	E	A	Incompatível com os demais métodos **(Incompatível)**
Água	P	P	P	P	P	P	Compatível com todos os métodos **(Compatibilidade integral)**
Bebidas alcoólicas	E	E	E	E	E	E	Compatível com todos os métodos **(Compatibilidade integral)**
Sucos	E	E	A	P	P	P	Compatível com um ou mais os métodos **(Compatibilidade parcial)**
Café	E	E	E	E	E	A	Incompatível com os demais métodos **(Incompatível)**
Chá	E	E	E	P	E	A	Compatível com um ou mais os métodos **(Compatibilidade parcial)**

Outros tipos de bebidas	E	E	A	A	A	A	Compatível com um ou mais os métodos **(Compatibilidade parcial)**
Sopas	E	E	A	A	P	P	Compatível com um ou mais os métodos **(Compatibilidade parcial)**
Chocolate	E	E	E	E	E	E	Compatível com todos os métodos **(Compatibilidade integral)**
Alimentos frescos	P	P	P	P	P	P	Compatível com todos os métodos **(Compatibilidade integral)**
Frutas quase maduras	P	P	P	P	P	P	Compatível com todos os métodos **(Compatibilidade integral)**
Frutas maduras	A	A	P	P	P	P	Compatível com um ou mais os métodos **(Compatibilidade parcial)**
Frutas secas	A	A	A	A	A	A	Compatível com todos os métodos **(Compatibilidade integral)**
Cereais integrais	P	P	P	P	P	P	Compatível com todos os métodos **(Compatibilidade integral)**
Cereais não integrais	E	E	E	A	A	A	Compatível com um ou mais os métodos **(Compatibilidade parcial)**

Hortaliças e Legumes frescos	P	P	P	P	P	P	Compatível com todos os métodos **(Compatibilidade integral)**
Hortaliças e Legumes pouco cozidos	A	A	P	P	P	P	Compatível com um ou mais os métodos **(Compatibilidade parcial)**
Leguminosas	P	P	P	P	P	P	Compatível com todos os métodos **(Compatibilidade integral)**
Tubérculos	P	P	P	P	P	P	Compatível com todos os métodos **(Compatibilidade integral)**
Farinhas refinadas	E	E	E	E	E	E	Compatível com todos os métodos **(Compatibilidade integral)**
Farinhas de moagem grossa	A	A	A	A	A	A	Compatível com todos os métodos **(Compatibilidade integral)**
Alimentos em seu estado natural	P	P	P	P	P	P	Compatível com todos os métodos **(Compatibilidade integral)**
Alimentos em preparos simples	A	A	P	P	P	P	Compatível com um ou mais os métodos **(Compatibilidade parcial)**
Alimentos Processados	E	E	E	A	A	A	Compatível com um ou mais os métodos **(Compatibilidade parcial)**

Alimentos Ultraprocessados	E	E	E	E	E	E	Compatível com todos os métodos (Compatibilidade integral)

Fonte: o autor

Os resultados apresentados na Tabela 9 revelam que o Guia Alimentar para a População Brasileira possui 50% de compatibilidade integral com as recomendações alimentares dos métodos analisados, 32,14% de compatibilidade parcial com as recomendações dos demais métodos e apenas 17,86% de incompatibilidade com os métodos trofoterápicos estudados.

Esse resultado é representativo e revela um considerável grau de coerência entre os protocolos alimentares analisados. Ainda, demonstra convergência importante das diretrizes alimentares internacionais – que embasam o Guia Alimentar – às diretrizes gerais da Naturopatia. É importante destacar que a incompatibilidade do Guia frente aos demais métodos relaciona-se, sobretudo, ao consumo de alimentos de origem animal que, por razões principiológicas, teórico-científicas e digestivo-metabólicas, são inaceitáveis como parte da dieta humana sob a ótica da Naturopatia.

Fica clara, no entanto, a intenção do Guia – como referencial alimentar nacional fundamentado, entre outros, no respeito aos hábitos culturais – de alertar a sociedade sobre os riscos do consumo excessivo de alimentos de origem animal e apresentar alternativas culinárias para substituir as preparações à base de carne vermelha. Por suas excepcionais propriedades nutricionais e ampla versatilidade culinária, aponta os legumes e as verduras como excelentes alternativas para reduzir o consumo excessivo de carnes vermelhas no Brasil (BRASIL, 2014).

Complementarmente, a Tabela 10 consolida e sistematiza os resultados quanto à compatibilidade dos aspectos essenciais dos diferentes métodos frente ao Guia Alimentar para a População Brasileira.

Tabela 10 – Consolidação dos aspectos essenciais dos diferentes protocolos alimentares e resultados comparativos frente ao Guia Alimentar para a População Brasileira

Comparativo dos aspectos essenciais dos diferentes protocolos alimentares

Aspectos	Kuhne	Lezaeta Acharán	Melara	W. Lee (Clínica Spa Natural)	P. Coe (Bálsamo Spa Natural)	Ministério da Saúde (Guia)	Resultados quanto à compatibilidade do Guia aos demais métodos analisados
Método ou Protocolo Alimentar	Não estimulante; base natural; equilíbrio	Anti-inflamatório; base natural e equilíbrio térmico corporal	Base natural; segundo estágio da matéria (vegetal); equilíbrio	Base natural vegetariana; aliada à função de Fitoterapia; equilíbrio	Base natural vegetariana; função de desintoxicar; equilíbrio	Referencial à orientação alimentar; orientador; diretrizes internacionais	O Guia é convergente quanto à orientação alimentar para a saúde, mas não apresenta base estritamente vegetal, assim como os demais métodos trofoterápicos.
Fundamentos centrais do método ou protocolo	Leis da natureza; digestibilidade adequada; de alimentos exclusões; combinações; controle de quantidades ingeridas, preservação da energia vital dos alimentos.	"Doutrina Térmica de Saúde"; de alimentos inflamatórios, digestibilidade adequada; eliminação da linfa; febre interna; combinações; controle quantidades.	Leis naturais da evolução da Leis da natureza; livre matéria; digestibilidade adequada; quada; nações; dade do sangue/ minação da linfa; quantidades ingeridas, des; ingeridas, sazonalidade; de simplificação cura integral do preparo	Leis naturais da Metabolismo Saúde; digestibilidade adequada; combinações; sistema imunológico e energia vital; controle de quantidades; jejum líquido	Metabolismo Ritmo; adequado; combinações; ciclo circadiano; digestibilidade adequada; controle de quantidades; jejum líquido;	Leis da natureza; Relação entre alimentação e saúde; nutrição; combinações; dimensões culturais, sociais e ambientais e autonomia dos indivíduos	O Guia respeita as dimensões culturais, sociais, ambientais e a autonomia dos indivíduos, mas não considera questões digestivas ou metabólicas do organismo, nem tampouco as Leis naturais básicas ou os ciclos da natureza para fundamentar suas recomendações.

Alimentos sólidos recomendados	Alimentação natural (ape- nas vegetais) (Exceção: leite de vaca fresco cru em casos específicos)	Alimentação natural (dieta crudívora e frugívora). (Exceção: pro- dutos animais só para pes- soas sem febre interna)	Alimentação crua e natural (ape- nas vegetais) (Exceção: vege- tais tóxicos, com alcaloides e condimentos)	Alimentação crua e natural composta por ingredien- tes saudáveis: frutas, cereais e vegetais orgânicos	Alimentação natural fresca (apenas vegetais)	Alimentos in natura ou mini- mamente pro- cessados (base); extraídos dos alimentos in natura ou pro- cessados (mode- ração); ultra- proces- sados (evitar)	O Guia é convergente quanto ao consumo preferencial de alimentos in natura, porém não exclui de suas recomen- dações alimentos prejudiciais ao processo digestivo, tais como os de origem animal, café, os cozidos em demasia, dentre outros.
Alimentos líquidos recomendados	Água natu- ral (Exceção: Sucos, sopas e mistura de aveia para doentes com dificuldade de mastigação e deglutição)	Água natural	Água natural; água de coco natural e sucos preparados com frutas naturais	Água natural, sucos naturais, "leites" vegetais ou probióticos e chás naturais	Água natural; sucos naturais; água de coco; "leites" vegetais e caldo de cana	Preferir água e sucos naturais; e evitar as bebi- das açucaradas gaseificadas	O Guia é convergente quanto ao consumo de água e sucos naturais e da não utilização de bebidas não naturais (alcoóli- cas, gaseificadas e açucaradas).

O Guia classifica os alimentos e recomenda o consumo prioritário de alimentos *in natura* ou minimamente processados. Porém, considera aceitável o consumo de alimentos de origem animal e processados.

				Alimentos *in natura* ou minimamente processados; (uso *natura* ou processados de óleos, gorduras, sal e açúcar em preparações culinárias)
Características dos alimentos sólidos	Vegetais íntegros, frescos e tenros, pouco maduros pouco cozidos dos ou cozidos no ser cozidos sem qualquer excedente de consumo líquidos	Vegetais, naturais e frescos tais, pouco rais e frescos crus, alguns podem ser cozidos no vapor antes do consumo	Apenas vegetais, naturais Vegetais naturais, frescos crus, rais, frescos orgânicos crus podem e orgânicos; ou cozidos no preparação temperatura baixa e por pouco tempo	Vegetais naturais, frescos e mamente processados
Características dos alimentos líquidos	Água fresca e Água fresca natural, não obtida de fontes submetida a processos químicos ou "pranificada" industriais	Água fresca de fontes naturais (temperatura ambiente) obtida de fontes naturais Sucos prensados e beber água sados a frio - preparo no momento do consumo	Água fresca de fontes naturais (temperatura ambiente) os sucos devem ser frescos - preparo no momento do consumo	Água fresca sem cloro (temperatura ambiente); Preferir água e sucos naturais

O Guia é convergente com os demais métodos.

NATUROPATIA: ALIMENTAÇÃO + DIGESTÃO = SAÚDE

Composição das refeições	Vegetais: hortaliças, frutas, cereais, legumes e tubérculos. Exceção: condimentos picantes, açúcar e sal	Vegetais: hortaliças, frutas, cereais, legumes e tubérculos: a composição das refeições deve seguir as regras e que favorecem a digestibilidade. Inclui o uso de oleaginosas: abacate, nozes, azeitonas e outras	Jejum líquido e alimentação natural composta por vegetais: hortaliças, frutas, cereais, legumes e tubérculos.	Vegetais: hortaliças, frutas, cereais, legumes e tubérculos em combinações específicas. Exceção: alho e pimenta	Priorizar alimentos in natura e minimamente processados; respeitar características culturais, sazonalidade e buscar diversidade nas refeições	O Guia apresenta imagens referenciais com sugestões para a composição de refeições balanceadas e saudáveis, segundo suas recomendações. Enfatiza o consumo de alimentos in natura e minimamente processados e desencoraja o consumo de produtos industrializados.
Quanto às quantidades recomendadas	Evitar excessos	Restringir quantidades (não saciar toda a fome e não comer sem fome ou apetite)	Restringir quantidades além de um quilograma de alimentos por dia, incluindo os líquidos	Maior refeição no período da manhã e a menor no período noturno - intervalos com lanches leves	Não impõe restrições às quantidades; recomenda o bom senso para o equilíbrio, a moderação e o prazer	Recomenda bom senso e sociabilidade para manter mudança de estilo de vida. O Guia é convergente com os demais métodos.

	Método científico-indutivo	Respeito aos hábitos / combinação cultural	O método se aplica a doentes / Profissional Nutricionista	O Guia
Combinações alimentares	Combinações específicas para a seleção de alimentos e para a adequada quantidades: combinação baseada em autotestagem / Combinações específicas para a digestibili- ----- dade ótima dos alimentos	Combinações específicas para a adequada combinação alimentar / R e s p e i t o a d e q u a d a a o s h á b i t o s c o m b i n a ç ã o c u l t u r a i s alimentar		O Guia considera questões nutricionais, além de hábitos culturais e aspectos sociais, mas ignora, ao contrário dos demais métodos, os aspectos fisiológicos e digestivos relacionados às combinações alimentares.
Recomendações específicas para doentes	Preparo de aveia e leite fresco e varia- tares com o objetivo de diversificar o paladar do doente / Proibida a ingestão de grãos secos, aplica apenas grãos ou frescos podem ser utilizados / não – não ou não – não ou não	Recomenda que O método se aplica a doentes há orientações específicas / O método se aplica a doentes há orientações específicas	se profissional em geral e recomenda avalia- Nutricionista, não adapte as orien- tações às condi- ções específicas do doente	O Guia apresenta recomendações aplicáveis ao público em geral e recomenda avaliação profissional qualificada para a adaptação do protocolo alimentar aos casos específicos de pacientes com enfermidades.

Fonte: o autor

De forma geral, o Guia defende a necessidade de um novo enfoque para a formulação de guias alimentares que enfatize a necessidade de consumo de alimentos *in natura*, intactos ou minimamente processados e que desencoraje o consumo de produtos altamente processados. Essa abordagem se alinha plenamente com a base alimentar dos métodos trofoterápicos naturopáticos.

Porém, os resultados apresentados na Tabela 10 evidenciam que as recomendações do Guia Alimentar possuem certa convergência com os aspectos essenciais principiológicos e filosóficos que fundamentam os métodos trofoterápicos naturopáticos. Contudo, não considera um dos aspectos fundamentais da trofoterapia – que é a relação da alimentação com os processos digestivos – para estabelecer suas recomendações alimentares. A evidência mais contundente dessa constatação é a inclusão de alimentos da origem animal entre as suas recomendações sem a especificação de quantidades ou periodicidade ideais para a limitação objetiva do consumo.

Os resultados encontrados por meio das análises comparativas realizadas justificam, em princípio, a viabilidade do desenvolvimento de uma metodologia naturopática compatível com as recomendações oficiais do Guia Alimentar que sejam aplicáveis na atualidade. A proposta de estruturação dessa metodologia é apresentada na Tabela 11 e, em seguida, seus princípios básicos. A validação da Metodologia proposta decorrerá das discussões a serem realizadas no Capítulo 8.

Tabela 11 – Estrutura analítica da Metodologia Alimentar: proposta aderente às recomendações do Guia Alimentar em consonância com os métodos trofoterápicos analisados e processos de digestibilidade

Tipo de alimento	Recomendação para a dieta Legenda: ● Excluir (E); ● Priorizar (P); e ● Aceitável (A)	
	Recomendação	Justificativa
Carnes de qualquer tipo	E	Alimento prejudicial à digestão
Ovos	E	Alimento prejudicial à digestão
Leite	E	Alimento prejudicial à digestão
Caldos de carne	E	Alimento prejudicial à digestão
Água	P	Alimento vital para o ser humano

Bebidas alcoólicas	E	Alimento prejudicial à digestão, provoca dependência, diminui a vitalidade e prejudica o sono
Sucos	A	Consumo moderado e deve ser preparado e consumido de forma a manter e aproveitar a integridade dos nutrientes
Café	E	Alimento prejudicial à digestão, sobrecarrega o organismo com falsos estímulos, provoca dependência, diminui a vitalidade e prejudica o sono
Chá	E	Não é considerado alimento, mas medicamento e, portanto, deve ser utilizado somente com acompanhamento profissional
Outros tipos de líquidos	A	Leites vegetais, caldo de cana, dentre outros, podem ser utilizados como estratégias trofoterápicas para a transição entre dieta
Sopas	A	Quando não for possível a ingestão do alimento íntegro e natural
Chocolate	E	Alimento prejudicial à digestão
Farinhas refinadas	E	Alimento prejudicial à digestão
Alimentos frescos	P	Alimento adequado à digestão
Frutas quase maduras	P	Alimento adequado à digestão
Frutas maduras	P	Alimento adequado à digestão
Frutas secas	A	Devido a concentração de frutose, deve ser utilizado com moderação e preferencialmente após a reidratação
Cereais integrais	P	Alimento adequado à digestão
Cereais não integrais	E	Alimento prejudicial à digestão
Legumes frescos	P	Alimento adequado à digestão
Legumes pouco cozidos	P	Alimento adequado à digestão
Leguminosas	P	Alimento adequado à digestão
Tubérculos	P	Alimento adequado à digestão

Farinhas refinadas	E	Alimento prejudicial à digestão
Farinhas de moagem grossa	A	Podem ser utilizadas no preparo de pães e tortas como estratégia trofoterápica para a transição entre dietas
Alimentos *in natura*	P	Alimento adequado à digestão e preferível ao consumo
Alimentos em preparos simples	P	Quanto mais simples os preparos aos quais os alimentos são submetidos, melhor a digestibilidade
Alimentos processados	A	Alguns alimentos processados, tais como farinhas e sucos integrais, podem ser utilizados para a transição entre dietas
Alimentos ultraprocessados	E	Alimento prejudicial à digestão e, devido aos aditivos, podem sobrecarregar a capacidade de desintoxicação natural do organismo, causar dependência e, consequentemente, diversas doenças

Fonte: o autor

A metodologia trofoterápica proposta elaborada a partir das recomendações do Guia Alimentar considera os pontos convergentes do Guia frente aos métodos naturopáticos analisados e favorece os processos digestivos, proporcionando ao paciente condições para a manutenção ou o reestabelecimento da saúde e o aumento da vitalidade. Seus princípios básicos são:

1. Utilizar somente alimentos naturais, *in natura* ou minimamente processados, preferencialmente orgânicos, biodinâmicos; agroecológicos e sazonais para o preparo das refeições.

2. Restringir, ao máximo, a ingestão de qualquer tipo de alimento de origem animal, até que se consiga eliminar completamente da dieta.

3. Ingerir alimentos em seu estado natural (crus) ou submetidos a preparações culinárias simples, por meio de equipamentos e técnicas que preservem o máximo de nutrientes naturais dos alimentos.

4. Evitar o consumo de alimentos muito quentes ou muito frios.

5. Ingerir frutas frescas e naturais diariamente. Consumi-las sempre de estômago vazio, em separado dos demais alimentos, e não

misturar as frutas doces com as ácidas e semiácidas, nem com as monofágicas.

6. Combinar alimentos do grupo das hortaliças (folhas, brotos e legumes) frescos com cerais e leguminosas levemente cozidos ou com tubérculos levemente cozidos.

7. Manter uma dieta com grande variedade de alimentos (rotatividade), preferencialmente com alimentos da temporada, porém evitar muitos ingredientes diferentes na mesma refeição.

8. Ingerir alimentos apenas quando houver sensação de fome e nunca em demasia (reduzir o tamanho dos utensílios e das porções).

9. Beber água entre as refeições e somente utilizar outros líquidos provenientes de água estruturada, tais como: água de coco, sucos preparados por meio de prensagem a frio.

10. Preparar as próprias refeições sempre que possível.

11. Fazer as próprias compras de forma consciente e, se possível, integrar-se a programas de coprodução de alimentos com bases sustentáveis (como as comunidades que sustentam a agricultura – CSA).

12. Adotar hábitos saudáveis durante as refeições: buscar locais tranquilos e arejados, preferencialmente, ao ar livre e que estimulem a socialização com familiares e amigos.

Os princípios apresentados consolidam as orientações fundamentais que, implementadas conforme as tradições culturais e alimentares regionais, garantem a digestibilidade adequada, a nutrição plena, a manutenção da saúde integral e, consequentemente, a vitalidade e a alegria proporcionadas por um corpo-mente-espírito saudáveis. Tais princípios são aplicáveis aos indivíduos que não apresentam necessidades específicas de tratamento trofoterápico. Nesses casos, recomendações adicionais e individualizadas devem ser prescritas.

8

ANALISE DE COMPATIBILIDADE: COMPARANDO AS RECOMENDAÇÕES ALIMENTARES DO GUIA COM OS MÉTODOS TROFOTERÁPICOS

O desenvolvimento da análise está organizado em três partes, conforme o grau de compatibilidade entre as recomendações alimentares do Guia Alimentar para a População Brasileira frente aos demais métodos trofoterápicos estudados. O comparativo das recomendações alimentares para a dieta diária desses protocolos alimentares permitiu o agrupamento dos resultados em três grupos principais:

1 -Alimentos cujas recomendações do Guia possuem compatibilidade total com os métodos trofoterápicos:

- água e bebidas alcóolicas;
- alimentos frescos, *in natura* ou minimamente processados: frutas, hortaliças, leguminosas e tubérculos e cereais integrais;
- farinhas refinadas e farinhas de moagem grossa;
- alimentos ultraprocessados (incluindo chocolates);

2- Alimentos cujas recomendações do Guia possuem compatibilidade parcial com os métodos trofoterápicos:

- sucos, chás e outros tipos de bebidas;
- sopas;
- frutas maduras e cereais não integrais;
- hortaliças e legumes pouco cozidos e alimentos em preparos simples;
- alimentos processados;

3- Alimentos cujas recomendações do Guia são incompatíveis com os métodos trofoterápicos:

- alimentos de origem animal;
- café.

8.1 COMPATIBILIDADE TOTAL DO GUIA COM OS MÉTODOS TROFOTERÁPICOS

Aqui, são apresentados e analisados os grupos alimentares cujas recomendações do Guia Alimentar que possuem plena convergência com todos os demais métodos trofoterápicos analisados.

8.1.1 Água e bebidas alcóolicas

Quanto ao consumo de água, o Guia converge com as recomendações de todos os métodos trofoterápicos analisados ao afirmar que água pura é a melhor opção para a ingestão de líquidos. Indispensável à sobrevivência dos seres vivos e elemento constituinte de 75% do corpo humano, a hidratação adequada é essencial para a manutenção do perfeito estado de saúde. O Guia Alimentar destaca que a água ingerida deve ser potável e pode ser oriunda de fontes naturais ou, também, dos alimentos *in natura*.

A água que ingerimos deve vir predominantemente do consumo de água como tal e da água contida nos alimentos e preparações culinárias. É essencial que tanto a água bebida quanto a água utilizada nas preparações culinárias sejam potáveis para o consumo humano, ou seja, estejam isentas de micro-organismos e de substâncias químicas que possam constituir potencial de perigo para a saúde humana. A água fornecida pela rede pública de abastecimento deve atender a esses critérios, mas, na dúvida, filtrá-la e fervê-la antes do consumo garante sua qualidade (BRASIL, 2014, p. 86).

A atividade de água (Aw) é o parâmetro que mede a disponibilidade de água nos alimentos, e sua presença está inteiramente relacionada com as propriedades físico-químicas dos alimentos. A proporção de água do alimento e a combinação com os demais nutrientes influenciam na qualidade de assimilação da água pelo organismo, alterando o balanço hídrico (JESUS *et al.*, 2017). Por isso, assim como os demais métodos analisados, o Guia considera que alimentos ricos em água, tais como as frutas e os vegetais, contribuem para suprir a necessidade de água no organismo.

A maioria dos alimentos *in natura* ou minimamente processados e das preparações desses alimentos têm alto conteúdo de água. O leite e a maior parte das frutas contêm entre 80% e 90% de água. Verduras e legumes cozidos ou na forma de saladas costumam ter mais do que 90% do seu peso em água. Após o cozimento, macarrão, batata ou mandioca têm cerca de

70% de água. Um prato de feijão com arroz é constituído de dois terços de água. Quando a alimentação é baseada nesses alimentos e preparações, é usual que eles forneçam cerca de metade da água que precisamos ingerir (BRASIL, 2014, p. 86).

Nesse sentido, o Guia reconhece que, nos alimentos processados e ultraprocessados, há redução significativa da quantidade de água natural dos alimentos exatamente para que durem mais nas prateleiras. Ainda, esclarece, de forma bastante didática, que produtos como refrigerantes e vários tipos de bebidas adoçadas, apesar da alta proporção de água em sua composição, não podem ser considerados fontes adequadas para hidratação em razão de sua alta concentração de açúcares, adoçantes artificiais e aditivos, que prejudicam a hidratação do organismo.

Quanto à quantidade de água diária necessária, os métodos trofoterápicos e o Guia concordam que esse volume é variável e depende de vários fatores, entre eles: a idade e o peso do indivíduo, as atividades físicas que realiza, o clima e a temperatura do ambiente no qual vive (BRASIL, 2014).

Quanto aos processos digestivo e metabólico, a água é substrato para inúmeras reações metabólicas, para o transporte de nutrientes, hormônios e resíduos no organismo e possui a função de regulação da temperatura corporal (MAHAN; RAYMOND, 2018). A função gastrointestinal também pode ser alterada pelo consumo ou não de água. Sua falta, por exemplo, pode dificultar a digestão e provocar constipação. E algumas doenças crônicas podem ser diretamente afetadas pelo nível de hidratação (POPKIN, 2010).

Contudo, ao contrário dos métodos trofoterápicos, o Guia não apresenta a relação entre o consumo de água e as funções digestivas ou metabólicas do organismo, pelo fato de não se colocar como método de tratamento pela alimentação, mas como referencial orientador para uma alimentação saudável.

O Guia Alimentar não faz recomendações sobre o consumo de bebidas alcoólicas de forma direta ou clara. Apenas recomenda, como leitura complementar, o artigo cujo título original é "Profits and pandemics: prevention of harmful effects of tobacco, alcohol, and ultra-processed food and drink industries".

Artigo publicado por um grupo internacional de pesquisadores da área da saúde pública na revista médica de maior impacto acadêmico em todo o mundo. O artigo estabelece comparações entre alimentos ultraprocessados, tabaco e bebidas alcoólicas e explica porque o aumento na produção e consumo desses três produtos é o principal determinante da atual epidemia mundial de doenças crônicas (BRASIL, 2014, p. 134).

Diante dessa negligência ou falta de objetividade proposital, considero que, por serem produtos ultraprocessados[71], as bebidas alcóolicas se excluem, portanto, das recomendações do Guia Alimentar. Assim, este estaria convergente com todos os demais métodos estudados.

O álcool é uma substância altamente calórica que não possui nutrientes indispensáveis para a nutrição humana e que promove a desidratação e a acidificação do organismo. Segundo a OMS (WHO, 2018), os danos causados pelo consumo de bebidas alcoólicas afetam a saúde por meio de 1) efeitos tóxicos em diversos órgãos e tecidos (resultando, por exemplo, em doenças do fígado, doenças cardíacas ou câncer); 2) desenvolvimento da dependência e eventuais transtornos mentais, como depressão ou psicoses; e 3) intoxicação do organismo.

Ainda, segundo Giacomelli *et al.* (2019), o consumo de álcool produz ciclos perturbados de sono e reduz a duração do descanso. Os ciclos de sono e vigília estão interligados com o sistema circadiano que regula o comportamento e a fisiologia em humanos. Portanto, qualquer atividade que desregule esse sistema, como a ingestão de álcool, colabora para um ambiente desfavorável para a saúde (POTTER, 2016). Tais fatos são considerados suficientes para justificar a exclusão das bebidas alcoólicas da dieta humana. Nesse sentido, o Guia poderia ter sido mais diligente em orientar a população com objetividade e clareza.

8.1.2 Alimentos frescos, *in natura* ou minimamente processados: frutas, hortaliças, leguminosas e tubérculos e cereais integrais

O Guia Alimentar apresenta classificação própria dos alimentos e recomenda o consumo prioritário de alimentos *in natura* ou minimamente processados para a composição de uma dieta saudável. Nesse aspecto, é inteiramente convergente com os demais protocolos. Porém, não restringe suas opções alimentares a uma base exclusivamente vegetal, assim como os demais métodos da linha naturopática. Apenas sugere essa recomen-

---

[71] Produtos ultraprocessados são formulados, na maior parte ou totalmente, a partir de substâncias derivadas de alimentos ou outras fontes orgânicas. Em geral, contêm uma parcela pequena ou inexistente de alimentos inteiros. Vêm empacotados ou engarrafados, têm longa vida, são práticos, de marca, a um preço acessível, têm sabor agradável, ou extremamente agradável, e frequentemente causam hábito (OPAS, 2018).

dação — ficando a cargo do indivíduo a decisão de incorporá-la em seus hábitos alimentares.

Quatro recomendações e uma regra de ouro: 1) Faça de alimentos *in natura* ou minimamente processados a base de sua alimentação; 2) Utilize óleos, gorduras, sal e açúcar em pequenas quantidades ao temperar e cozinhar alimentos e criar preparações culinárias; 3) Limite o uso de alimentos processados, consumindo-os, em pequenas quantidades, como ingredientes de preparações culinárias ou como parte de refeições baseadas em alimentos *in natura* ou minimamente processados; 4) Evite alimentos ultraprocessados; 5) A regra de ouro. Prefira sempre alimentos *in natura* ou minimamente processados e preparações culinárias a alimentos ultraprocessados (BRASIL, 2014, p. 49-50).

Destaca-se que os alimentos vegetais, naturais, íntegros e frescos — também conhecidos como "alimentos vivos" — constituem o universo alimentar dos métodos trofoterápicos analisados nesta pesquisa e comparados ao Guia Alimentar. O objetivo principal desses métodos — ou tratamentos alimentares — é a manutenção e o restabelecimento da saúde dos indivíduos por meio da alimentação. Por isso, apresentam recomendações mais rígidas e restritivas do que o Guia Alimentar para a População Brasileira.

A Naturopatia considera que "alimentos vivos" apresentam a constituição físico-químico-energética ideal para a digestão e nutrição perfeitas. Os diferentes padrões energéticos (energia vital) presentes nesse tipo de alimento seriam originários dos elementos básicos da natureza (ar, terra, água e sol) e assimilados junto dos nutrientes. Assim, os alimentos produzidos por meio de métodos industriais, que perdem essa energia, são considerados mais pobres e desvitalizados (CLAUDINO, 2020) e, portanto, não recomendados.

A trofoterapia naturopática também justifica a necessidade da dieta exclusivamente vegetal por considerar que o alimento fresco, obtido diretamente da natureza, é mais completo, equilibrado e nutritivo, possuindo a capacidade de renovar, regenerar e curar o organismo humano, além de ser naturalmente compatível com a fisiologia e anatomia humanas, contribuindo para a eficiência dos processos digestivos e, portanto, a promoção da saúde.

Apesar de não utilizar exatamente a mesma linha teórica para justificar suas recomendações, o Guia recomenda e estimula o consumo prioritário de frutas, hortaliças, leguminosas, tubérculos e cereais Integrais — preferencialmente, como base alimentar — para se garantir uma alimentação saudável. No entanto, pesquisa do IBGE evidencia que, atualmente, o consumo de alimentos *in natura* ou minimamente processados por adolescentes é menor quando comparado com adultos e idosos (IBGE, 2020b). Isso reflete uma clara mudança de hábitos por parte das novas gerações que seguem na contramão das melhores práticas alimentares.

8.1.3 Farinhas refinadas e farinhas de moagem grossa

Os cerais estão presentes na dieta humana há milhares de anos e hoje constituem a principal fonte de alimentação para grande parte da população mundial. Podem ser consumidos em diferentes estados: na forma integral, processados ou refinados. Segundo os protocolos alimentares pesquisados, a melhor prática indica que sempre se deve priorizar os cereais integrais.

O Guia Alimentar e os métodos trofoterápicos estão em perfeita consonância quanto à presença das farinhas na dieta. Todos os protocolos recomendam a exclusão total das farinhas brancas (alimento ultraprocessado e desvitalizado) e consideram aceitável o uso esporádico de farinhas integrais, com moagem grossa (alimento minimamente processado). Contudo, destaca-se que, enquanto os métodos trofoterápicos se apoiam, sobretudo, nas questões de digestibilidade, energia vital e promoção da saúde para justificar a não adequação do consumo, o Guia aponta as questões nutricionais.

Alimentos *in natura* ou minimamente processados e preparações culinárias feitas com base nesses alimentos propiciam aos brasileiros uma alimentação de qualidade nutricional bastante superior à que seria propiciada por alimentos processados ou ultraprocessados (BRASIL, 2014, p. 35).

Nesse sentido, todos os protocolos alimentares também preconizam a exclusão dos alimentos preparados a partir de farinhas refinadas (como pães, bolos, biscoitos e outros ultraprocessados) e o uso exclusivo de grãos integrais da forma mais natural possível, como o arroz integral, o milho verde e a aveia.

No processamento dos grãos, ocorre perda considerável de nutrientes e componentes importantes. Desse modo, a farinha integral possui qualidade nutricional bem superior à refinada por dois motivos (COURY, 2007): a) mantém parte de vitaminas, sais minerais, lecitina e fibras e; b) não contém substâncias químicas adicionadas no processamento.

8.1.4 Alimentos ultraprocessados (incluindo chocolates)

Segundo o Guia Alimentar, os alimentos ultraprocessados têm sido mais consumidos pelos brasileiros. De fato, pesquisa realizada pelo Instituto Brasileiro de Geografia e Estatística (IBGE) mostra tendência de elevação do consumo de processados e ultraprocessados — especialmente entre adolescentes — e queda no consumo dos alimentos *in natura* e minimamente processados (IBGE, 2020b).

> Uma forma prática de distinguir alimentos ultraprocessados de alimentos processados é consultar a lista de ingredientes que, por lei, deve constar nos rótulos de alimentos embalados que possuem mais de um ingrediente. Um número elevado de ingredientes (frequentemente cinco ou mais) e, sobretudo, a presença de ingredientes com nomes pouco familiares e não usados em preparações culinárias (gordura vegetal hidrogenada, óleos interesterificados, xarope de frutose, isolados proteicos, agentes de massa, espessantes, emulsificantes, corantes, aromatizantes, realçadores de sabor e vários outros tipos de aditivos) indicam que o produto pertence à categoria de alimentos ultraprocessados (BRASIL, 2014, p. 40-41).

Segundo a Naturopatia, os itens que compõem essa categoria de produtos nem sequer devem ser considerados como alimentos, pois possuem ingredientes desvitalizados e sem qualquer benefício para saúde humana. O cacau *in natura*, por exemplo, possui uma quantidade elevada de antioxidantes — 12 vezes mais que o vinho. Porém, o processo de industrialização em altas temperaturas e refinamento destrói a maioria dos flavonoides, além de promover a oxidação das gorduras nobres do cacau (VIDOTO, 2017).

Assim, há convergência entre todos os métodos trofoterápicos analisados e o Guia Alimentar, ao passo que todos recomendam a exclusão do chocolate e todos os demais produtos ultraprocessados e desvitalizados da alimentação. Adicionalmente, o Guia Alimentar reafirma sua máxima, a "Regra de Ouro" da alimentação saudável (BRASIL, 2014): preferir sempre alimentos *in natura* ou minimamente processados e preparações culinárias a alimentos ultraprocessados.

8.2 COMPATIBILIDADE PARCIAL DO GUIA COM OS MÉTODOS TROFOTERÁPICOS

Aqui, são apresentados e analisados os grupos alimentares cujas recomendações do Guia Alimentar possuem convergência parcial, porém relevante, com os demais métodos trofoterápicos analisados.

8.2.1 Sucos, chás e outros tipos de bebidas

O Guia aponta como prioritário o consumo de sucos, e tal posição é convergente com dois (Clínica Spa Pirenópolis e Bálsamo Spa) dos cinco métodos trofoterápicos analisados. Ainda, possui convergência parcial com o método do Dr. Melara, que considera o consumo aceitável. Os demais autores naturopatas modernos possuem uma visão bastante rígida em relação ao uso dos sucos em seus métodos trofoterápicos.

Segundo o método do Dr. Kuhne — que exclui sucos e outras bebidas da dieta —, alimentos em estado líquido perdem a sua capacidade digestiva. Isso se dá pelo fato de que o processamento do alimento diminui sua capacidade digestiva, devido à perda de enzimas naturais necessárias para um processo digestivo equilibrado. Além disso, o tempo de exposição do suco ao ambiente causa a degradação de nutrientes (oxidação) e pode prejudicar a digestão.

Segundo o Dr. Lezaeta, a mastigação de todos os alimentos faz-se necessária. Portanto, quando se utiliza sucos e essa etapa não é realizada, as enzimas presentes na boca terão sua função — no processo digestivo — reduzida. Por esse motivo, o Dr. Melara recomenda que mesmo alimentos líquidos sejam mastigados antes de serem engolidos.

Os protocolos favoráveis à utilização de sucos na dieta (Guia Alimentar, Clínica Spa Pirenópolis e Bálsamo Spa) recomendam que consumo da bebida sempre ocorra imediatamente após o seu preparo para que não haja grande perda das enzimas naturais dos alimentos. Segundo Claudino (2021), os sucos perdem suas propriedades após três minutos do preparo, quando tem início o processo de oxidação. A recomendação dos sucos pelos métodos trofoterápicos ocorre, sobretudo, em razão da melhor assimilação de micronutrientes importantes para o equilíbrio do organismo e como forma de tratamento de debilidades do sistema digestivo.

Quanto aos chás, esses são considerados pelo Guia como alimentos *in natura* ou minimamente processados. Por esse motivo, é recomendado como um alimento aceitável. Dentre os métodos trofoterápicos, apenas a Clínica Spa Pirenópolis considera o uso de chás como prioritário, sendo excluído dos demais. Esses consideram que a utilização de qualquer tipo de substância medicamentosa não deve ser administrada em trofoterapia, a fim de que o organismo recupere sua capacidade inata de autorregulação.

Os chás ou as infusões possuem efeitos variados no organismo conforme os princípios ativos de cada planta. Para Wellington Lee, a utilização dessas bebidas deve estar presente na trofoterapia, pois aceleram o processo de tratamento das disfunções no organismo. Porém, vale ressaltar que os chás contêm substâncias com propriedades ativas equivalentes aos medicamentos e, como tal, devem ser administrados de maneira segura com a orientação de um profissional habilitado, como um farmacêutico ou um fitoterapeuta.

Para os demais naturopatas estudados, as propriedades medicamentosas dos chás não devem ser administradas em trofoterapia, pois um dos princípios da naturopatia é a capacidade inata de o organismo se "autocurar", não sendo necessário o uso de substâncias externas para alcançar os benefícios esperados.

O Guia Alimentar não detalha aspectos relacionados ao consumo de chá, porém valoriza a cultura do consumidor e entende que esta deve ser respeitada. Assim, o chá (e o café), por fazer parte da rotina dos brasileiros, é plenamente aceitável como alimento. O Guia, no entanto, destaca que não se deve adicionar açúcar às bebidas preparadas, ou seja adicionado em quantidade muito reduzida. Também sugere a não utilização de materiais descartáveis para o consumo com o objetivo de preservação ambiental.

Quanto ao consumo de outros tipos de bebidas, o Guia é convergente com três dos cinco métodos trofoterápicos analisados nesta pesquisa e não recomenda, em especial, as bebidas açucaradas e adoçadas.

8.2.2 Sopas

Quanto ao consumo de sopas, o Guia possui convergência total com o método do Bálsamo Spa — que considera o consumo prioritário — e convergência parcial com os métodos trofoterápicos da Clínica Spa

Pirenópolis e do Dr. Melara — que consideram o consumo aceitável. As sopas preparadas em casa são consideradas pelo Guia como alimentos *in natura* ou minimamente processados e, por esse motivo, possuem a recomendação de consumo prioritária.

Para o Guia Alimentar, as sopas são ótimas opções para os momentos em que as pessoas dispõem de pouco tempo para o preparo de uma refeição saudável, por considerar esse preparo rápido e prático (BRASIL, 2014).

A resistência de algumas linhas naturopáticas quanto ao consumo de sopas dá-se em razão do processo de cocção, que submete os vegetais a longos períodos de cocção em elevada temperatura. Com tal forma de preparo, o alimento perde suas características naturais pela degradação dos nutrientes vitais e dos nutracêuticos. Enzimas, biomoduladores e antioxidantes são destruídos pela ação do calor (acima de 40°C), tornando qualquer alimento com esse tipo de preparo rico em matérias desvitalizadas (GONZALES, 2011).

Quanto maior o tempo de cozimento e maior a temperatura aplicada ao alimento cru, maior será a quantidade de enzimas desativadas e de propriedades nutritivas perdidas. Alimentos com propriedades enzimáticas preservadas promovem a regeneração, a cura e o equilíbrio energético e bioquímico do corpo. Para digerir alimentos desvitalizados, o organismo é forçado a produzir um excesso de enzimas digestivas, gastando mais energia vital do próprio sistema e prejudicando a produção de enzimas envolvidas em outros processos vitais (MORAES, 2015).

Contudo, o Guia Alimentar para a População Brasileira considera questões culturais e os benefícios abrangentes sobre o consumo de sopas elaboradas com vegetais, para considerar as sopas como alimentos saudáveis, e não avalia questões específicas sobre digestibilidade ou vitalidade dos alimentos para definir sua recomendação.

A sopa de Hipócrates, por exemplo, foi introduzida na alimentação de pessoas em fase de tratamento de doenças degenerativas e considerada extremamente importante por linhas naturopáticas ao longo da história. Porém, as recomendações sobre escolha dos ingredientes (orgânicos, biodinâmicos e/ou agroflorestais), forma de preparo, de conservação, bem como os momentos apropriados para a ingestão e a combinação com os demais alimentos da dieta do paciente eram estudados e acompanhados minuciosamente.

8.2.3 Frutas maduras e cereais não integrais

As frutas maduras são consideradas pelo Guia como alimentos *in natura* ou minimamente processados. Por esse motivo, possuem a recomendação de consumo prioritário. Essa recomendação é convergente com os métodos naturopáticos da Clínica Spa Pirenópolis, do Bálsamo Spa e do Dr. Melara. Os métodos do Dr. Kuhne e do Dr. Lezaeta consideram o consumo aceitável por entenderem que o processo digestivo é mais beneficiado pelo consumo de frutas quase maduras.

Os métodos trofoterápicos recomendam o consumo de frutas no estado de quase maturação como ideal, enquanto o Guia não menciona esse detalhe e, devido à palatabilidade e aceitação, recomenda as frutas em seu estado ótimo de maturação. Considera-se, contudo, que essa sutil diferença entre as percepções não interfere no objetivo central das recomendações quanto ao consumo de frutas frescas.

As frutas em estado de quase maturação possuem valor energético ótimo e propriedades alcalinizantes, ou seja, são benéficas para a manutenção do equilíbrio do pH no organismo. Dessa forma, as frutas tenras, quase maduras, conservam maior potencial para gerar vitalidade e, por isso, são recomendadas de forma unânime por todos os protocolos. Por outro lado, os vegetais murchos e flácidos, as verduras esfaceladas ou amareladas, assim como as frutas passadas ou muito maduras que já iniciaram processos de putrefação e perderam a sua vitalidade plena, não são recomendados por nenhum dos protocolos.

As frutas secas, desidratadas propositadamente, são consideradas pelo Guia como alimentos minimamente processados e, portanto, aceitáveis na alimentação saudável. Os métodos trofoterápicos analisados consideram essa aceitabilidade com algumas restrições, uma vez que a Naturopatia entende que o processo de desidratação retira parte da energia vital do alimento que estava presente na água estruturada da fruta fresca.

É possível que a desidratação seja realizada de maneira natural ou artificial e, quando realizado de forma controlada, preserva grande parte dos minerais, vitaminas e outras substâncias. Nesse sentido, a trofoterapia considera fundamental a reidratação das frutas secas antes do consumo. Esse processo permite a reativação de alguns micronutrientes e melhora a digestão e a absorção de nutrientes.

Ainda, os métodos trofoterápicos recomendam o consumo, principalmente, para realização de receitas que aumentam a aceitabilidade das preparações pelos pacientes em tratamento. Porém, como as frutas secas possuem grande concentração de açúcares, o aumento do valor calórico e do índice glicêmico tornam-nas impróprias para o tratamento de pessoas com diabetes, obesas ou com outras patologias que demandam restrição de açúcares.

Quanto aos cereais não integrais, o Guia Alimentar considera seu consumo como aceitável, assim como os métodos da Clínica Spa Natural e Bálsamo Spa Natural. Os demais métodos trofoterápicos, dos doutores Kuhne, Lezaeta e Melara, preconizam a exclusão total desses cereais, sobretudo, por questões relacionadas à digestibilidade.

8.2.4 Hortaliças e legumes pouco cozidos e alimentos em preparos simples

O Guia recomenda a priorização do consumo de alimentos pouco cozidos (ou seja, frescos ou o mais fresco possível) e em preparos simplificados. Nesse ponto, é convergente com os métodos da Clínica Spa Pirenópolis, do Bálsamo Spa e do Dr. Melara; sendo parcialmente convergente com os métodos do Dr. Kuhne e do Dr. Lezaeta, que consideram aceitável essa recomendação apenas em situações específicas por já causar alguma dificuldade digestiva.

Para tais autores naturopáticos, os alimentos em preparações simples já reduzem a sua capacidade digestiva e, portanto, perdem alguns benefícios para a saúde, mesmo quando a preparação culinária é composta por ingredientes adequados à saúde. O processo de cocção dos alimentos degrada alguns compostos bioativos, como vitaminas, sais minerais e enzimas — sensíveis ao calor. Portanto, os alimentos frescos devem sempre ser priorizados.

Por outro lado, o cozimento e o preparo simplificado de alguns tipos de leguminosas é indicado pela trofoterapia, a fim de eliminar indesejáveis substâncias antinutricionais presentes nesses grãos. Nesses casos, o processo de remolho também se faz necessário.

Apesar das recomendações oficiais disponíveis no Guia Alimentar, pesquisa do IBGE mostra que o consumo de preparações elaboradas, como sanduíches, aumentou e esse tipo de alimento tem superado os preparos mais simples de alimentos como o arroz e o feijão (IBGE, 2020b).

8.2.5 Alimentos processados

Os alimentos processados são considerados aceitáveis pelo Guia e pelos métodos da Clínica Spa Pirenópolis e pelo Bálsamo Spa, enquanto os demais métodos, do Dr. Kuhne, do Dr. Lezaeta e do Dr. Melara, recomendam a exclusão de qualquer tipo de alimento processado, inclusive tapioca, cuscuz ou frutas pasteurizadas, como o açaí.

Alimentos processados são fabricados pela indústria com a adição de sal ou açúcar ou outra substância de uso culinário a alimentos *in natura* para torna-los duráveis e mais agradáveis ao paladar. São produtos derivados diretamente de alimentos e são reconhecidos como versões dos alimentos originais. São usualmente consumidos como parte ou acompanhamento de preparações culinárias feitas com base em alimentos minimamente processados (BRASIL, 2014, p. 38).

As linhas naturopáticas modernas enfatizam que o processamento elimina nutrientes, sais minerais e fibras que auxiliam o metabolismo e o funcionamento intestinal, além do acréscimo de outras substâncias não desejáveis para saúde. Contudo, até mesmo as linhas que consideram os alimentos processados como aceitáveis à alimentação humana destacam que se deve observar a quantidade e a frequência de consumo e evitar a substituição de alimentos *in natura* por qualquer tipo de alimento processado. A preferência alimentar deve ser sempre pelo alimento orgânico e o mais fresco possível.

Nesse sentido, o Guia Alimentar considera que, embora o alimento processado mantenha a identidade básica e parte dos nutrientes do alimento originário, os ingredientes e os métodos de processamento utilizados na fabricação alteram de modo desfavorável a composição nutricional. Além disso, destaca que a adição de sal ou açúcar, em geral, em quantidades muito superiores às usadas em preparações culinárias, associa o consumo excessivo desse alimento a doenças do coração, obesidade e outras doenças crônicas.

O consumo de alimentos processados deve ser limitado a pequenas quantidades, seja como ingredientes de preparações culinárias, seja como acompanhamento de refeições baseadas em alimentos *in natura* ou minimamente processados. No caso do seu consumo, é importante consultar o rótulo dos produtos para dar preferência àqueles com menor teor de sal ou açúcar (BRASIL, 2014, p. 38)

O Guia ainda alerta sobre a perda de água que ocorre na fabricação de alimentos processados que transforma alimentos com baixa ou média quantidade de calorias por grama — por exemplo, leite, frutas, peixe e trigo — em alimentos de alta densidade calórica — queijos, frutas em calda, peixes em conserva de óleo e pães. E, apesar de a alimentação com alta densidade calórica estar associada ao risco de obesidade, o consumo de alimentos processados e ultraprocessados, bem como o de açúcar adicionado a preparações, aumentou em todas as faixas etárias e em ambos os sexos (IBGE, 2020b) no Brasil.

8.3 INCOMPATIBILIDADE DO GUIA COM OS MÉTODOS TROFOTERÁPICOS:

Aqui, são apresentados e analisados os grupos alimentares cujas recomendações do Guia Alimentar possuem incompatibilidade com os demais métodos trofoterápicos analisados.

8.3.1 Alimentos de origem animal

Os alimentos que integram o grupo alimentar composto por alimentos de origem animal foram apresentados na Tabela 9 (Capítulo 7 – Comparando Métodos: a consolidação da pesquisa) nas categorias "carnes de qualquer tipo", "ovos", "leite" e "caldo de carne". Essas categorias incluem carnes de quaisquer espécies animais, tais como: bovinos, suínos, aves, peixes e outras, além de ovos diversos; leite (de vaca, ovelha ou quaisquer outras espécies); e caldos de carne de qualquer espécie animal. Para a análise, considera-se o consumo desses alimentos em sua forma *in natura*, processada ou, até mesmo, ultraprocessada.

A análise comparativa entre os protocolos alimentares mostra que a posição do Guia Alimentar que considera o consumo desses alimentos como "aceitável" é incompatível com as recomendações dos demais métodos — que consideram o consumo desses produtos como inaceitável e sugerem a sua exclusão completa da alimentação para o reestabelecimento ou a manutenção da saúde.

O único caso excepcional diz respeito à recomendação pontual do método do Dr. Louis Kuhne, que considera aceitável a utilização de leite cru fresco – cujo comércio é proibido no Brasil atualmente por razões sanitárias — para a alimentação de doentes debilitados e em casos espe-

NATUROPATIA: ALIMENTAÇÃO + DIGESTÃO = SAÚDE

cíficos. Destaca-se que o processo de cocção do leite degrada totalmente as enzimas presentes naturalmente no leite fresco e, assim, transforma-o num produto tão artificial quanto outro sintético qualquer (VIDOTO, 2017). Contudo, e a despeito dessa pontual exceção, conclui-se que o Guia Alimentar é contrário a todas as linhas trofoterápicas estudadas quanto ao consumo de alimentos de origem animal.

O Guia recomenda o consumo de alimentos de origem animal de forma moderada, sobretudo, por razões relacionadas à cultura brasileira ("cultura do churrasco"), mas não deixa de enfatizar os benefícios de uma dieta baseada em alimentos vegetais *in natura* e frescos, nem tampouco se exime de alertar sobre os malefícios do consumo de carnes em excesso, apontando que há evidências convincentes de que o consumo excessivo de carnes vermelhas pode aumentar o risco de câncer de intestino (BRASIL, 2014).

Ainda, o Guia Alimentar, apesar de não considerar o consumo de carnes ou de outros alimentos de origem animal como absolutamente imprescindível para uma alimentação saudável, enfatiza que, no caso de dietas que excluam esse tipo de alimento (ou outros), se faz necessário um controle maior sobre a escolha e combinação dos alimentos que farão parte da dieta para que se garanta a nutrição adequada.

> Quanto mais restrições, maior a necessidade de atenção e, eventualmente, do acompanhamento por um nutricionista. Orientações específicas sobre a alimentação de vegetarianos, assim como no caso de outros tipos de restrição de alimentos, como a restrição ao consumo de leite ou de trigo, não são tratadas neste guia. Entretanto, as recomendações gerais quanto a basear a alimentação em alimentos *in natura* ou minimamente processados e a evitar alimentos ultraprocessados se aplicam a todos, incluindo os vegetarianos (BRASIL, 2014, p. 84).

Os métodos trofoterápicos analisados são unânimes em recomendar a exclusão dos alimentos de origem animal da dieta humana em razão de diversos fatores e evidências, sobretudo, relacionados: a) à ineficiência do processo digestivo das proteínas animais no organismo humano, b) à inadequação de tais alimentos frente às caraterísticas da fisiologia e da anatomia humana, c) à toxicidade presente nessa categoria de alimentos e d) aos malefícios e às doenças diversas causados pelo excesso do consumo desse tipo de alimento.

É interessante notar que alguns dos métodos trofoterápicos analisados foram elaborados e aplicados, com sucesso, há mais de um século. Mesmo os mais recentes se fundamentam nas mesmas convicções para definir suas recomendações quanto ao consumo de alimentos de origem animal. No entanto, as evidências e constatações empíricas desses estudiosos naturopatas também são verificadas e atestadas por outros autores da atualidade a partir de métodos científicos e experimentos precisos e confiáveis, mostrando a coerência e a racionalidade de seus protocolos alimentares em prol da saúde.

Portanto, é fato que o processo de digestão dos alimentos de origem animal é mais lento quando comparado aos alimentos de origem vegetal, e isso exige do organismo humano um gasto elevado de energia e sobrecarrega do sistema gastrointestinal (MORAES, 2015). O corpo possui uma capacidade limitada para processar compostos presentes nos alimentos de origem animal. Portanto, o excesso dessas substâncias torna-se nocivo para saúde humana (VIDOTO, 2017), pois os resíduos não decompostos entram em processo de putrefação no intestino e geram elevada quantidade de radicais livres[72] responsáveis pelo processo de envelhecimento, por cânceres, cardiopatias e aterosclerose (SHINYA, 2010).

Muitas das consequências nocivas do consumo de carnes e outros alimentos de origem animal dão-se em razão da fisiologia e da anatomia humanas que propiciam anomalias no processo digestivo metabólico, ao contrário do que acontece com os animais carnívoros.

O metabolismo de proteínas produz substâncias tóxicas, como o indol, o escatol, o ácido úrico, o ácido oxálico, dentre outras. Frações dessas substâncias são absorvidas pelo sangue e enviadas por meio do sistema circulatório a todo o organismo. Quando o fígado (órgão responsável pela inativação dessas substâncias) ou os rins (órgão responsável pela eliminação) encontram-se sobrecarregados, tem início o processo de intoxicação. Tais substâncias também são as responsáveis pela geração do odor fétido característico das fezes de pessoas que se alimentam com esses elementos (MÉNDEZ, 1991a).

Ainda, o excesso de proteínas na dieta sobrecarrega o fígado e pode causar (COURY, 2007; VIDOTO, 2017): deficiência na absorção de cálcio e disfunções ósseas; problemas renais; deficiência das vitaminas B6 e B3

---

[72] Os radicais livres são moléculas que se formam naturalmente em nosso organismo, porém, em quantidades elevadas, danificam moléculas sadias.

e de magnésio; disfunção hepática; reações do tipo alérgico; aumento de toxinas no corpo; acidez sanguínea; deficiência de enzimas pancreáticas associada ao câncer; e a destruição dos néfrons[73]. A formação de um sangue limpo, uma das premissas para a manutenção da saúde, segundo a Naturopatia, é, portanto, impossível com uma dieta que inclua produtos animais.

Portanto, a ingestão frequente desse tipo de alimento, associada a outras intoxicações que o corpo sofre ao longo do tempo, ocasiona a perda da capacidade natural do organismo de se desintoxicar e promove o ambiente ideal para a instalação de bactérias anaeróbicas patogênicas. Nesse sentido, é um mito a crença de que da alimentação "rica em proteínas" dependerá da formação de músculos e de um corpo forte. Essa suposição é rapidamente descartada a partir da simples observação da robustez dos animais herbívoros, como os cavalos e os veados, que possuem grande disposição, resistência e vitalidade.

O processo digestivo é realizado pela quebra de moléculas grandes em outras menores. Essas transformações ocorrem no organismo por meio de reações mecânicas (mastigação) e químicas (metabolismo). Nas reações químicas, ocorre o processo de catabolismo realizado por enzimas. A degradação de proteínas resulta em aminoácidos, além de produtos mais simples, como: ácido láctico, gás carbônico ($CO2$) e amônia ($NH3$) (NELSON; COX, 2019), considerados tóxicos.

Portanto, não se justifica uma alimentação "rica em proteína" (animal) para um bom desenvolvimento muscular. As proteínas ingeridas serão, necessariamente, reduzidas a aminoácidos para serem assimiladas pelo organismo humano. E, como os aminoácidos também podem ser obtidos dos alimentos de origem vegetal, podem ser assimilados com menor gasto energético e menor geração de resíduos tóxicos, do que quando obtidos de fontes animais. É, portanto, mais inteligente a utilização de aminoácidos de origem vegetal para que novas reações anabólicas ocorram e formem os tecidos musculares do organismo.

Segundo Vidoto (2017), as substâncias tóxicas encontradas nos alimentos animais são divididas em três grupos: 1) metionina; 2) N-óxido de trimetilamina – TMAO; e 3) tóxicos variados.

A metionina é um aminoácido à base de enxofre metabolizado pelo organismo e está presente em grandes quantidades em quaisquer

---

[73] O néfron é a menor unidade renal responsável pela filtração e formação da urina. A função do néfron consiste em limpar o plasma sanguíneo de substâncias que não podem permanecer no organismo.

tipos de carne, ovos e queijos. Seu metabolismo resulta no aminoácido homocisteína, conhecido fator de risco para infarto, acidente vascular cerebral (AVC), doenças arteriais nos membros inferiores, demência, mal de Alzheimer, depressão e coágulos de sangue nas veias.

Outra substância resultante do metabolismo da metionina é o ácido sulfúrico, que, além de dissolver ossos, provoca a formação de pedras de cálcio nos rins. O enxofre também alimenta tumores cancerígenos e causa colite severa. O TMAO é o resultado metabólico da carnitina, nutriente não essencial presente em grandes quantidades nos alimentos de origem animal. Está associado a esse tóxico o aumento do risco de aterosclerose.

Por fim, há de se considerar as drogas administradas para o controle da produção de animais: antibióticos, tranquilizantes, estimulantes, inseticidas, fungicidas, pesticidas e outros xenobióticos[74]. Mesmo com a proibição de alguns xenobióticos pelos órgãos regulamentadores, ainda há fontes significativas de antibióticos na alimentação dos animais, provenientes de resíduos nas rações, além do uso comum de alimentos geneticamente modificados em seu preparo (KELLMAN, 2017) e outras toxinas provenientes do estresse ao qual os animais são submetidos no momento do abate (VIDOTO, 2017).

Diante de todas essas constatações e evidências, assume-se que o Guia perde a oportunidade de ser mais contundente quanto aos malefícios desse tipo de alimento em razão, provavelmente, do "respeito" às questões culturais.

8.3.2 Café

Quanto ao consumo de café, o Guia é divergente da totalidade das pesquisas realizadas. Assim como os métodos trofoterápicos analisados, Vidoto (2017) entende que a cafeína é um composto químico classificado com alcaloide, que provoca alterações metabólicas no organismo, especialmente no sistema nervoso central. Suas substâncias nocivas e tóxicas causam dependência, e a abstinência pode provocar cefaleia, fadiga ou sonolência, alterações do humor, ansiedade ou depressão acentuada e

---

[74] Compostos químicos que se encontram presentes em um organismo, não pertencentes a esse sistema biológico ou em quantidade elevada. Carnes e seus derivados possuem alta concentração de xenobióticos, em especial, pelo fato de alguns desses compostos serem lipossolúveis e, portanto, se acumularem nas gorduras animais (VIDOTO, 2017).

náuseas. Os efeitos da abstinência de cafeína são semelhantes aos da abstinência de anfetaminas ou de cocaína.

Apenas o Guia Alimentar para População Brasileira não exclui o café da recomendação alimentar dos brasileiros, provavelmente, também em razão do forte apelo cultural relacionado ao consumo dessa bebida. O Guia destaca que faz parte da cultura alimentar do brasileiro o consumo de plantas na forma de bebidas, como café e chá. Contudo, recomenda a não adição de açúcar às bebidas ou, pelo menos, a redução da quantidade adicionada (BRASIL, 2014).

Coe (2022) explica que o café é uma substância vasoconstritora que, ao diminuir o calibre dos vasos sanguíneos, eleva a pressão arterial e acelera os batimentos cardíacos, criando uma falsa percepção de disposição que, na realidade, é apenas consequência da sobrecarga do sistema circulatório, do sistema nervoso, do fígado e dos rins. Posteriormente, volta a sensação de fadiga, que demanda a continuidade desse ciclo estímulo-fadiga.

Outros problemas do consumo de bebidas cafeinadas estão associados ao aumento do colesterol total, do *Low Density Lipoprotein* (LDL) e do triglicérides, à sobrecarga das glândulas adrenais, à redução da quantidade de pepsina[75] no estômago, além de provocar má digestão, azia, refluxo gastroesofágico, acidificação do organismo, estresse e distúrbios emocionais, osteoporose e inibição da absorção de vários nutrientes, como as vitaminas do complexo B, e eliminação de vários minerais alcalinos, como o cálcio, magnésio, potássio, ferro e fósforo (VIDOTO, 2017).

O café, assim como o chocolate, os chás (infusões) e os refrigerantes, também pode influenciar no equilíbrio dos ciclos circadianos. Os compostos estimulantes, como a cafeína, prejudicam a qualidade do sono. Mesmo os indivíduos que consomem baixas doses jamais poderão desfrutar de um sono completamente ou adequadamente reparador.

Segundo Giacomelli *et al.* (2019), os ciclos perturbados de sono reduzem a duração do descanso. Os ciclos de sono-vigília estão interligados com o sistema circadiano que regula o comportamento e a fisiologia em humanos. As consequências da interrupção desse sistema são profundas e incluem inúmeras ramificações metabólicas, algumas das quais podem ser agravadas por efeitos adversos nas escolhas alimentares. Portanto, qualquer atividade que desregule esse sistema cria um ambiente desfavorável para a saúde (POTTER, 2016).

---

[75] Principal enzima no processo de digestão das proteínas (MÉNDEZ, 1991a).

8.4 COMPARATIVO DO GUIA ALIMENTAR E A TROFOTERAPIA NATUROPÁTICA

Assim, a análise dos resultados permite concluir que o Guia Alimentar considera, sobretudo, as questões nutricionais, culturais e relacionadas ao estilo de vida como influências relevantes para: a seleção dos alimentar, a forma de consumo dos alimentos (como, onde e com quem), a acessibilidade e praticidade para a composição da dieta. O Guia também aponta que não há benefícios no consumo de nutrientes isolados, e o conjunto de ações e reações provocados no organismo em decorrência dos alimentos ingeridos é que produzirá resultados positivos ou negativos para a saúde dos indivíduos.

Os métodos trofoterápicos analisados, assim como o Guia, defendem uma dieta variada. Contudo, apresentam bem mais detalhes e informações objetivas sobre as combinações alimentares adequadas para o melhor resultado da digestão e assimilação de nutrientes. Assim, a Trofoterapia Naturopática considera, sobretudo, os processos digestivos para a definição de seus protocolos alimentares. Os principais aspectos abordados pelos métodos analisados quanto à alimentação e à digestibilidade estão consolidados a seguir:

- se o alimento oferecer dificuldades ao processo digestório, não deve fazer parte da dieta, pois a má digestão é causa das doenças;
- alimentos não digeridos corretamente não podem ser aproveitados pelo organismo e não contribuirão para a nutrição do corpo;
- as funções e etapas do sistema digestório podem ter seu funcionamento e sua dinâmica afetados pela incorreta combinação de alimentos ou pela ingestão de alimentos inadequados à fisiologia humana;
- o sistema circulatório recebe os produtos resultantes da digestão dos alimentos (processo de absorção), e isso implica na qualidade do sangue e na linfa produzidos;
- a correta nutrição depende exclusivamente do tipo de alimento ingerido – o alimento adequado vai proporcionar digestão e absorção eficientes;
- a má digestão causa, por vezes, sinais ou sintomas pouco agudos que dificultam a identificação de problemas digestivos no curto prazo ou de forma clara;

- a má digestão crônica provoca problemas digestivos agudos, que acarretam grande sofrimento ao indivíduo e podem desdobrar-se em outros tipos de doenças crônicas não diretamente relacionadas ao sistema gastrointestinal;
- segundo a Naturopatia, a "mastigação" dos líquidos também se faz necessária para a mistura adequada com a saliva. O estilo de vida atual dificulta, frequentemente, a mastigação correta ou suficiente dos próprios alimentos sólidos;
- finalmente, para a Naturopatia, os fatores que podem prejudicar a digestão em uma ou mais das etapas descritas anteriormente são:
  » alimentação pobre em fibras;
  » combinação equivocada de alimentos;
  » cozimento de alimentos em demasia;
  » ingestão de alimentos muito frios ou muito quentes;
  » ingestão de alimentos que elevam a temperatura interna;
  » ingestão de alimentos fora do tempo de maturação adequado (não maduros ou em processo de putrefação);
  » ingestão de alimentos líquidos conjuntamente com alimentos sólidos ou pastosos;
  » ingestão de alimentos de origem animal;
  » ingestão de alimentos em grandes quantidades;
  » ingestão de produtos que não são naturais à dieta humana, ou seja, produtos industrializados.

CONSIDERAÇÕES FINAIS

O Guia Alimentar para a População Brasileira reconhece que o simples uso de modelos matemáticos ou sistemas que calculam as necessidades nutricionais humanas não são suficientes para a manutenção de hábitos alimentares saudáveis, nem tampouco para garantir a manutenção da saúde. Além das necessidades nutricionais de macronutrientes e micronutrientes, faz-se necessário avaliar e respeitar todo o contexto cultural, social, econômico e ambiental no qual o indivíduo está inserido.

O estilo de vida observado no mundo digital abarca uma multiplicidade de aspectos que se somam e influenciam, em maior ou menor grau, às escolhas alimentares dos indivíduos. O que se observa, no entanto, é a decadência generalizada do estado de saúde de grande parte da população mundial em razão de novas escolhas e novos hábitos adquiridos, sobretudo, quanto à alimentação.

Por esse motivo, respeitar a natureza humana e recomendar alimentos íntegros, naturais, locais, oriundos de sistemas produtivos sustentáveis e adequados às características digestivas do ser humano parecem decisões bem mais lógicas e racionais do que procurar introduzir novos "alimentos" por meio de combinações industrializadas ou sugerir substâncias com ingredientes contrários a essa natureza. Para a Naturopatia e para os métodos trofoterápicos analisados neste estudo, essas são as bases para a alimentação saudável.

Atualmente, a grande oferta de "alimentos" desvitalizados e nutricionalmente insignificantes, ainda que economicamente acessíveis, confunde, distrai, vicia e adoece grande parte da população global. Essa realidade distorce completamente a premissa Naturopática, que aponta o alimento como elemento de cura e provedor de saúde integral e de vitalidade.

Nesse sentido, o Guia Alimentar supera o desafio de consolidar recomendações alimentares para fomentar a saúde e o bem-estar dos brasileiros diante da diversidade cultural-social-econômica nacional. Por meio de linguagem que busca ser acessível e didática, o Guia cumpre um importante papel ao buscar transmitir importantes fundamentos relacionados à nutrição, a hábitos e à alimentação saudável, sem, contudo, abordar questões relacionadas à digestibilidade dos alimentos – vista como essencial pelos demais métodos.

De fato, reconhece-se, após comprovação analítica, que o Guia Alimentar para a População Brasileira, diferentemente dos demais protocolos alimentares analisados neste trabalho, não é um método trofoterápico que propõe regras estritas ou uma linha de tratamento para a manutenção e o restabelecimento da saúde por meio da alimentação. Mas se trata de um documento orientador que consolida melhores práticas de alimentação saudável em linha com recomendações internacionais e com respeito a aspectos locais e culturais.

O Guia Alimentar consiste num conjunto de diretrizes nacionais sobre alimentação e nutrição, cujo objetivo é melhorar os padrões de alimentação e nutrição da população e contribuir para a promoção da saúde. Configura-se como instrumento de apoio a ações de educação alimentar e nutricional e fonte de informações à população para facilitar a adoção de escolhas alimentares mais saudáveis. Também é o documento oficial referencial utilizado para subsidiar políticas e programas nacionais de alimentação e nutrição.

Contudo, a análise comparativa das recomendações alimentares do Guia frente aos demais métodos trofoterápicos analisados reflete importante grau de convergência quanto às recomendações alimentares. Os resultados encontrados revelam que o Guia Alimentar para a População Brasileira possui 50% de compatibilidade integral com as recomendações alimentares dos métodos analisados, 32,14% de compatibilidade parcial com as recomendações dos demais métodos e apenas 17,86% de incompatibilidade com os métodos trofoterápicos estudados.

O Guia tem conteúdo bastante abrangente e se posiciona, nem sempre de modo contundente ou claro, sobre as melhores escolhas alimentares para a manutenção da saúde. Se comparado aos métodos naturopáticos, faz concessões demasiadas em consideração a questões ou tradições culturais que, nem sempre, estão baseadas na racionalidade alimentar ou no desempenho ótimo das funções digestivas, como a "cultura do churrasco".

A análise dos resultados encontrados oferece subsídios suficientes para a validação da Metodologia trofoterápica proposta frente às diretrizes do Guia e à luz da Naturopatia e dos processos de digestibilidade humana. A Metodologia apresentada guarda alinhamento com as recomendações do Guia Alimentar, ao passo que explora a adequação alimentar frente aos processos de digestibilidade dos alimentos; e não somente quanto aos aspectos nutricionais, culturais ou relacionados ao estilo de vida, mas àqueles princípios e diretrizes que fundamentam a Naturopatia desde a Antiguidade.

Dessa forma, é possível concluir que é possível a proposição de uma metodologia alimentar segundo prerrogativas da Naturopatia a partir de orientações contidas no Guia Alimentar, a despeito das divergências identificadas.

Quanto à viabilidade de aplicação prática da Metodologia proposta na vida cotidiana atual, é preciso ter clareza de que a discussão das práticas alimentares e suas implicações sobre a saúde na contemporaneidade significa abordar questões além da Ciência, como a fome, a desnutrição, a obesidade, as compulsões alimentares, a anorexia, a bulimia e outras subjetividades como as relações sociais, as tradições e as culturas, a distribuição de renda, as estruturas globais, as corporações transnacionais e o desenvolvimento sustentável – apenas para caracterizar o grau de complexidade que envolve essa dinâmica.

Assim, a incorporação de orientações e protocolos alimentares no cotidiano atual não é trivial e depende, sobretudo, da dinâmica das sociedades, que molda o estilo de vida da sociedade digital cada vez mais.

Nesse contexto, destaca-se a importância da Trofologia, como ciência distópica, para novos estudos na área de saúde, para a revisão de referenciais para alimentação saudável e na formulação de políticas públicas e diretrizes para estimular mudanças reais.

A trofologia se consolida como ciência distópica, pois, tendo sua base teórica originada no século XVIII, se mantém fiel aos princípios de respeito à natureza humana e às Leis básicas da Natureza. Suas premissas foram e são validadas por meio de iniciativas empíricas e científicas cada vez mais consistentes e, ainda, convergentes com diretrizes atuais de órgãos oficiais de saúde do Brasil e do mundo.

Novos estudos na área de saúde, apoiados pelas tecnologias digitais e disruptivas, estão ampliando o conhecimento acerca de técnicas trofoterápicas avançadas, como os avanços dos estudos científicos da nutrigenômica que investigam como os compostos das moléculas bioativas dos alimentos naturais interagem com os genes para avaliar de que forma essa interação proporciona a melhoria da saúde humana.

É importante considerar que existem atuais desafios para a incorporação e aplicação prática de protocolos alimentares no mundo digital, que, se observados, ampliariam chances de sucesso no uso de uma metodologia de viés Naturopático no Brasil. Podemos destacar quatro aspectos principais não exaustivos: 1) o estilo de vida moderno industrializado-digital; 2) o nível de informação e educação; 3) a condição socioeconômica-cultural-mental; e 4) as ações dos governos e de outras organizações.

O estilo de vida moderno oferece um desafio real à adoção de bons hábitos alimentares. A velocidade e a dedicação impostas pelo mundo digital exigem mais investimentos (financeiro, tempo, atenção, deslocamentos, entre outros), e os cuidados com a alimentação — e com a saúde integral — são colocados em segundo plano. Tal cenário é ideal para o crescente mercado de produtos industrializados, no qual fidelidade e resultados financeiros são as metas, em detrimento das características nutricionais dos alimentos ou da saúde e do bem-estar da população.

A questão alimentar é permeada por inúmeras variáveis. Portanto, fica evidente que ações isoladas não têm impacto suficiente para promover as mudanças necessárias. Somente ações governamentais coordenadas e sérias em nível nacional (políticas, incentivos, campanhas, restrições, guias, normas, padrões, entre outros) poderiam criar oportunidades efetivas (por exemplo, hortas comunitárias, associações de produtores, feiras orgânicas populares, ações locais, entre outros) de inovar, informar, educar e transformar hábitos alimentares da população de diferentes classes, faixas etárias e culturas regionais. Caso contrário, a população continuará doente e refém do sistema.

REFERÊNCIAS

ABIA. Associação Brasileira da Indústria de Alimentos. **Balanço anual 2021: infográfico.** São Paulo, 2021a. Disponível em: https://www.abia.org.br/vsn/temp/z2022413Infografico2022frenteeverso.pdf. Acesso em: 18 jun. 2022.

ABIA. Associação Brasileira da Indústria de Alimentos. **Balanço anual 2021:** Canais de distribuição da ind. de alimentos no mercado interno. São Paulo, 2021b. Disponível em: https://www.abia.org.br/downloads/numeros-mercado-interno-ABIA2021.pdf. Acesso em: 18 jun. 2022.

ABRAN. Associação Brasileira de Nutrologia. **História:** Associação Brasileira de Nutrologia. São Paulo, 2022a. Disponível em: https://abran.org.br/abran/historia/. Acesso em: 5 abr. 2022.

ABRAN. Associação Brasileira de Nutrologia. **Posicionamento sobre o uso de Fitoterápicos e Associações de Medicações no Tratamento das Doenças Crônico Degenerativas.** São Paulo, 2022b. Disponível em: https://abran.org.br/2022/03/18/posicionamento-sobre-fitoterapicos/. Acesso em: 12 maio 2022.

ACHARÁN, M. L. **Iridologia:** A íris revela sua saúde. São Paulo: Hemus, 1984.

ACHARÁN, M. L. **Medicina Natural ao Alcance de Todos.** São Paulo: Hemus, 1979.

ACTIVE. Pharmacêutica. **O papel do ciclo circadiano na homeostase da microbiota intestinal.** Active Pharmacêutica. 2021. Disponível em: https://activepharmaceutica.com.br/blog/o-papel-do-ciclo-circadiano-na-homeostase-da-microbiota-intestinal Acesso em: 25 jun. 2022.

ALOPATIA. *In*: MICHAELIS. **Dicionário Brasileiro da Língua Portuguesa.** São Paulo, 2022. Disponível em: https://michaelis.uol.com.br/moderno-portugues/busca/portugues-brasileiro/alopatia. Acesso em: 10 jun. 2022.

ALTMAN, P. **Sangue e outros fluidos corporais.** Washington DC: Federação das Sociedades Americanas de Biologia Experimental, 1961.

ASKARI, M. *et al.* Ultra-processed food and the risk of overweight and obesity: a systematic review and meta-analysis of observational studies. **International Journal of Obesity**, Cambridge, p. 1-12, 2020. Disponível em: https://www.cambridge.org/core/journals/british-journal-of-nutrition. Acesso em: 8 jul. 2022.

AZEVEDO, E. Alimentação, sociedade e cultura: temas contemporâneos. **Sociologias**, Porto Alegre, v. 19, p. 276-307, 2017. Disponível em: http://dx.doi.org/10.1590/15174522-019004412. Acesso em: 27 mar. 2022.

BAGGIO, M. L. **Bem comer bem viver.** 2. ed. Jundiaí: CMYK Design, 2012.

BÁLSAMO, SPA Natural. **Website oficial do Bálsamo SPA Natural.** Brasília, 2022. Disponível em: https://www.balsamospa.com.br/. Acesso em: 21 jun. 2022.

BIASOLI, M. C.; MACHADO, C. M. **Hidroterapia:** aplicabilidades clínicas. Revista Brasília Médica, Brasília: AMBr, Vol. 63, n. 5, p. 225-237, maio 2006.

BIREME, Biblioteca Regional de Medicina. **Portal Regional da Biblioteca Virtual em Saúde.** 2022. Disponível em: https://decs.bvsalud.org/ths/resource/?id=28564&filter=ths_termall&q=conceito#Details. Acesso em: 17 maio 2022.

BRASIL. **Constituição da República Federativa do Brasil.** Brasília, 1988. Disponível em: https://www.planalto.gov.br/ccivil_03/Constituicao/Constituicao.htm. Acesso em: 9 jul. 2022.

BRASIL. **Decreto-lei n.º 923, de 10 de outubro de 1969.** Câmara dos Deputados, 2022b. Disponível em: https://www2.camara.leg.br/legin/fed/declei/1960-1969/decreto-lei-923-10-outubro-1969-375274-publicacaooriginal-1-pe.html. Acesso em: 27 maio 2022.

BRASIL. **Guia alimentar para a população brasileira**. 2. ed. Brasília: Ministério da Saúde, 2014.

BRASIL. **Ministério da Saúde.** 2022a. Disponível em: https://www.gov.br/saude/pt-br/acesso-a-informacao/institucional. Acesso em: 16 mar. 2022.

BRASIL. **Práticas integrativas e complementares:** plantas medicinais e fitoterapia na Atenção Básica. Brasília: Ministério da Saúde, 2012.

BRASIL. **Propostas Legislativas**. Câmara dos Deputados, 2023. Disponível em: https://www.camara.leg.br/propostas-legislativas/2291856. Acesso em: 2 jul. 2023.

BYNUM, W. F. **Science and the Practice of Medicine in the Nineteenth Century.** 8. ed. Cambridge: Cambridge University Press, 2006.

CAIRUS, H. F. O Corpus Hippocraticum. *In*: CAIRUS, H. F.; RIBEIRO JR., W. A. **Textos hipocráticos:** o doente, o médico e a doença. Rio de Janeiro: Fiocruz,

2005. p. 25-38 Disponível em: https://docplayer.com.br/76977627-2-o-corpus--hippocraticum.html. Acesso em: 5 abr. 2022.

CARVALHO, M. **O que é natureza – Coleção Primeiros Passos.** 2. ed. São Paulo: Brasiliense, 2003.

CFN. **Conselho Federal de Nutricionistas.** 2022. Disponível em: https://www.cfn.org.br/index.php/sobre-nos/. Acesso em: 12 maio 2022.

CHAER, L. Uma pesquisa sobre holismo e educação holística. **Fragmentos de Cultura**, Goiânia, v. 16, n. 4, p. 555-566, 2006. Disponível em: http://seer.pucgoias.edu.br/index.php/fragmentos/article/view/44. Acesso em: 3 abr. 2022.

CLAUDINO, H. **Frutas e seus benefícios para a saúde e a beleza.** São Paulo: Paulinas, 2021.

CLAUDINO, H. **Vegetais que geram e promovem a vida:** incluindo grãos, sementes, especiarias, PANCs (plantas alimentícias não convencionais) e leite de vegetais. 2. ed. São Paulo: Paulinas, 2020.

COE, P. S. M. **A Naturopatia na Visão do Bálsamo SPA Natural**, Entrevista concedida ao autor. Brasília: 2022.

CONITEC. Comissão Nacional de Incorporação de Tecnologias no Sistema Único de Saúde. **Protocolo Clínico e Diretrizes Terapêuticas do Sobrepeso e Obesidade em adultos.** Brasília: Ministério da Saúde, 2020.

COURY, S. T. **Nutrição Vital:** uma abordagem holística da alimentação e saúde. Brasília: Autora, 2007.

DELVES, P. J. **Considerações gerais sobre o sistema imunológico.** Londres: University College London, 2020. Disponível em: https://www.msdmanuals.com/pt-br/casa/doen%C3%A7as-imunol%C3%B3gicas/biologia-do-sistema-i-munol%C3%B3gico/considera%C3%A7%C3%B5es-gerais-sobre-o-sistema-imu-nol%C3%B3gico#. Acesso em: 20 jun. 2022.

DIAS, D. L. **Origem da Tabela Periódica.** Brasil Escola, 2022. Disponível em: https://brasilescola.uol.com.br/quimica/origem-tabela-periodica.htm. Acesso em: 26 abr. 2022.

DIGESTÃO. *In*: MICHAELIS. **Dicionário Brasileiro da Língua Portuguesa.** São Paulo, 2022. Disponível em: https://michaelis.uol.com.br/busca?r=0&f=0&-t=0&palavra=digest%C3%A3o. Acesso em: 14 jun. 2022.

DRUNEN, R.; ECKEL-MAHAN, K. Circadian Rhythms of the Hypothalamus: From Function to Physiology. **Clocks & Sleep**, Houston, v. 3, n. 1, p. 189-226, 2021. Disponível em: https://doi.org/10.3390/clockssleep3010012. Acesso em: 1 jul. 2022.

FAO. Organização para a Alimentação e Agricultura. 2022. Disponível em: https://www.fao.org/portugal/acerca-de/pt/. Acesso em: 12 jun. 2022.

FAO. Organização para a Alimentação e Agricultura. **World Livestock 2013 –** Changing disease landscapes. Roma: FAO, 2013.

FILHO, D. R. **Medicamentos Antiobesidade.** São Paulo, 2022. Disponível em: https://abran.org.br/2021/06/25/medicamentos-antiobesidade/. Acesso em: 12 maio 2022.

FLEUMA. *In:* MICHAELIS. **Dicionário Brasileiro da Língua Portuguesa**. São Paulo, 2022. Disponível em: https://michaelis.uol.com.br/moderno-portugues/busca/portugues-brasileiro/fleuma/. Acesso em: 18 jun. 2022

FUJII, T. M. M.; MEDEIROS, R.; YAMADA, R. **Nutrigenômica e nutrigenética: importantes conceitos para a ciência da nutrição.** Nutrire: Revista da Sociedade Brasileira de Alimentação e Nutrição São Paulo, v. 35, n. 1, p. 149-166, abr. 2010. Disponível em: https://pesquisa.bvsalud.org/portal/resource/pt/lil-545719#:~:text=A%20nutrigen%C3%B4mica%20se%20refere%20ao,respostas%20para%20com%20a%20dieta.. Acesso em: 27 jun. 2022.

GERSON, C.; WALKER, M. **La Terapia Gerson:** El Programa Nutricional Definitivo Para Salvar Vidas. 5. ed. Barcelona: Obelisco, 2016.

GEWEHR, R. B. *et al.* Sobre as práticas tradicionais de cura: subjetividade e objetivação nas propostas terapêuticas contemporâneas. **Revista Psicologia USP**, Instituto de Psicologia da Universidade de São Paulo, v. 28, n. 1, p. 33-43 2017. Disponível em: https://doi.org/10.1590/0103-656420150092. Acesso em: 10 jun. 2022.

GIACOMELLI, K. B. *et al.* Efeitos do consumo de álcool no desempenho e recuperação do exercício físico. **Revista Brasileira de Nutrição Esportiva**, São Paulo, v. 13, n. 82, p. 1009-1016, 2019.

GONZALES, A. P. **Lugar de médico é na cozinha:** cura e saúde pela alimentação viva. 2. ed. São Paulo: Alaúde Editorial, 2011.

GRECO, A. C. **CAPSAICINA – O nutracêutico com efeitos benéficos sobre à saúde.** Itaqui: Universidade Federal do Pampa, 2016.

HALL, J. E. **Tratado de Fisiologia Médica.** Rio de Janeiro: Elsevier, 2011. [recurso digital: il.]

HEGENBERG, L. **Doença: um estudo filosófico.** Rio de Janeiro: Fiocruz, 1998. Disponível em: https://doi.org/10.7476/9788575412589. Acesso em: 2 abr. 2022.

HLADE, J. **Theodor Hahn's (1824–1883) Medical Advisor Against Cholera from 1849. Parallels to the Current Alternative Medicine Debate.** Leipzig, 2022. Disponível em: https://www.austriaca.at/?arp=0x003d7cbc. Acesso em: 15 maio 2022.

HOUGH, H. J.; DOWER, C; O´NEIL, E. **Profile of a Profession:** Naturopathic Practice. Center for the Health Professions. San Francisco: University of California, 2001. Disponível em: https://www.researchgate.net/publication/252701918_Profile_of_a_Profession_Naturopathic_Practice. Acesso em: 17 jun. 2022.

HYMAN, M. **UltraMetabolismo.** Rio de Janeiro: Sextante, 2007.

IBGE, Instituto Brasileiro de Geografia e Estatística. **Pesquisa de orçamentos familiares 2017-2018:** análise do consumo alimentar pessoal no Brasil. Rio de Janeiro-RJ: IBGE, 2020b.

IBGE. Instituto Brasileiro de Geografia e Estatística. **Pesquisa Nacional de Saúde – PNS 2019:** atenção primária à saúde e informações antropométricas. Rio de Janeiro: IBGE, 2020a.

IDEC. Instituto Brasileiro de Defesa do Consumidor. **Pandemia:** aumento de consumo de ultraprocessados pelo Brasil. São Paulo: IDEC, 2020. Disponível em: https://idec.org.br/noticia/pandemia-aumento-de-consumo-de-ultraprocessados-pelo-brasil. Acesso em: 10 jul. 2022.

JESUS, A. *et al.* Estado de hidratação e principais fontes de água em crianças em idade escolar. **ACTA Portuguesa de Nutrição**, Porto v. 10, p. 8-11, 2017.

JUNIOR, F. Delivery transformou tendência em necessidade e continua em crescimento. **Jornal da USP**, Ribeirão Preto, 2021. Disponível em: https://jornal.usp.br/?p=395377. Acesso em: 5 jul. 2022.

KATSU, Y.; BAKER, M. E. **Cortisol.** Handbook of hormones. Comparative Endocrinology for Basic and Clinical Research. 2. ed. India: Academic Press, 2021.

KELLMAN, R. **A dieta do microbioma:** uma maneira definitiva e cientifica-mente comprovada de emagrecer, restabelecendo a saúde intestinal. São Paulo: Cultrix, 2017.

KUHNE, L. **Cura pela água, A nova ciência de curar.** São Paulo: Hemus, 2009.

LIRA, L. C. "Eles matam porque você come!": simbolismo e moral alimentar entre vegetarianos e vegans. **RBSE**, João Pessoa, v. 12, n. 36, 2013. Disponível em: chro-me-extension://efaidnbmnnnibpcajpcglclefindmkaj/http://www.cchla.ufpb.br/rbse/RBSEv12n36dez2013completoword.pdf. Acesso em: 11 jun. 2022.

LLOYD, I. **The History of Naturopathic Medicine:** a Canadian perspective. Toronto: McArthur & Company, 2009.

LUDKE, M. M.; LÓPEZ, J. Colesterol e composição dos ácidos graxos nas dietas para humanos e na carcaça suína. **Ciência Rural**, Santa Maria, v. 29, p. 181-187, 1999.

LUST, B. **Collected works of Dr. Benedict Lust.** East Wenatchee: Healing Mountain Publishing Inc., 2006.

MACHADO, F. F. *et al.* Análise de frações de fibra alimentar em rúcula e alface em diferentes estágios de maturação, sob sistema hidropônico. **Alimentos e Nutrição**, Araraquara, v. 22, n. 3, p. 401-406, jul./set. 2011. Disponível em: http://serv-bib.fcfar.unesp.br/seer/index.php/alimentos/article/view/1581/1146. Acesso em: 28 maio 2022.

MAHAN, L. K.; RAYMOND, J. L. **Krause alimentos, nutrição e dietoterapia.** 14. ed. Rio de Janeiro: Elsevier, 2018.

MARSICANO, A. P. *et al.* Funcionamento Normal do Néfron. **Revista Ciências da Saúde Unisantacruz**, v. 1, n. 1, Curitiba, 2012.

MÉNDEZ, J. M. **Naturopatia – A Medicina do Terceiro Milênio.** 2. ed. Brasília: Indoamérica Melara Méndez, 1991a.

MÉNDEZ, J. M. **Naturopatia – Você quer viver mais de cem anos com saúde?** 5. ed. Brasília: Indoamérica Melara Méndez, 1991b.

MENTELLA, M. C. *et al.* **Cancer and Mediterranean Diet:** A Review. 2019. Disponível em: https://www.mdpi.com/2072-6643/11/9/2059. Acesso em: 7 maio 2022.

MORAES, R. **Alimentação viva e ecológica:** um guia para organizar a sua dieta com sabedoria e receitas vivas deliciosas. 2. ed. Brasília: Alaúde 2015.

MORITZ, A. **Limpeza do fígado e da vesícula:** uma poderosa ferramenta para melhorar sua saúde, seu bem-estar – e muito mais. São Paulo: Madras, 2020.

MUKAMAL K. J. A safe level of alcohol consumption: the right answer demands the right question. **J Intern Med.** Solna, v. 288, n. 5, p. 550-559, nov. 2020.

NATURISMO. *In*: OXFORD Languages and Google. **Dicionário Online de Português.** 2020. Disponível em: https://languages.oup.com/google-dictionary-pt/. Acesso em: 1 jun. 2022.

NELSON, D. L.; COX, M. M. **Princípios de bioquímica de Lehringer.** 7. ed. Porto Alegre: Artmed, 2019.

OLIVEIRA, A. M. *et al.* **Dietoterapia nas doenças gastrointestinais do adulto.** Rio de Janeiro: Rubio, 2016.

OLIVEIRA, J. E.; MARCHINI, J. S. Nutrologia: especialidade médica. Ponto de Vista. **Rev. Assoc. Med. Bras.** São Paulo, v. 54, n. 6, dez 2008. Disponível em: https://doi.org/10.1590/S0104-42302008000600008. Acesso em: 19 jun. 2022.

OMS. Organización Mundial de la Salud. **Estrategia de la OMS sobre medicina tradicional 2014-2023.** Genebra: OMS, 2013.

OPAS. **Organização Pan-Americana da Saúde.** Brasília, 2022. Disponível em: https://www.paho.org/pt/brasil. Acesso em: 17 maio 2022.

OPAS. Organização Pan-Americana da Saúde. **Alimentos e bebidas ultraprocessados na América Latina:** tendências, efeito na obesidade e implicações para políticas públicas. Brasília: OPAS, 2018.

OPAS. Organização Pan-Americana da Saúde. **Saúde nas Américas+, edição 2017. Resumo do panorama regional e perfil do Brasil.** Washigton: OPAS, 2017.

PAGLIAI, G. *et al.* Consumption of ultra-processed foods and health status: a systematic review and meta-analysis. **The British Journal of Nutrition,** (2021),125,308–318 p. 1-11, 2020. Disponível em: https://www.nature.com/articles/s41366-020-00650-z. Acesso em: 9 jul. 2022.

PASSOS, L. M. L.; PARK, Y. K. Frutooligossacarídeos: implicações na saúde humana e utilização em alimentos. **Ciência Rural,** Santa Maria, v. 33, n. 2, p. 385-390, 2003. Disponível em: chrome-extension://efaidnbmnnnibpcajpcglclefindmkaj/https://www.scielo.br/j/cr/a/Dj7tvsNZMGdtJjZzrW75jmt/?format=pdf&lang=pt. Acesso em: 20 jun. 2022.

PIRENÓPOLIS. **Herbário Digital. O Portal do Turismo de Pirenópolis.** 2022. Disponível em: https://pirenopolis.tur.br/meioambiente/herbariodigital. Acesso em: 7 maio 2022.

POPKIN, B. M. *et al.* **Water, Hydration and Health.**. Nutri. Rev., Chapel Hill, v. 68, n. 8, p. 439-58, 2010. doi:10.1111/j.1753-4887.2010.00304.x.

POTTER, G. D. M. *et al.* Circadian Rhythm and Sleep Disruption: Causes, Metabolic Consequences, and Countermeasures. **Endocrine Reviews**, Oxford, v. 37, n. 6, p. 584-608, dez. 2016. Disponível em: https://pubmed.ncbi.nlm.nih.gov/27763782/. Acesso em: 20 fev. 2022.

RAUSSE, J. H. **A cura pela água, aplicada a todas as doenças conhecidas:** um demonstrativo completo sobre as vantagens do sistema de cura pela água, mostrando também a falácia dos métodos medicinais convencionais e sua inabilidade de promover a cura permanente. 3. ed. New York: Fowlers & Wells, 1855.

REIS, T. **Teoria Malthusiana:** entenda o que diz esse conceito econômico. 2020. Disponível em: https://www.suno.com.br/artigos/teoria=-malthusiana/#:~:text-O%20que%20%C3%A9%20a%20teoria%20malthusiana%3F,que%20se%20previa%20 para%20popula%C3%A7%C3%A3o. Acesso em: 22 jun 2022.

RODRIGUES, D. A. *et al.* **Afinal, Naturologia e Naturopatia são coisas distintas ou similares?.** Santa Catarina, 2017. DOI: https://doi.org/10.19177/cntc. v6e1020179-12

SAMS, J. **As cartas do caminho sagrado:** a descoberta do ser através dos ensinamentos dos índios norte-americanos. Rio de Janeiro: Rocco, 2017.

SANTOS, P. P. *et al.* Desenvolvimento e caracterização de sorvete funcional de alto teor proteico com ora-pro-nóbis (Pereskia aculeata Miller) e inulina. **Brazilian Journal of Food Technology**, Campinas, v. 25, 2022. Disponível em: https://doi. org/10.1590/1981-6723.12920. Acesso em: 22 jun. 2022.

SANTOS, V. S. Organização Mundial de Saúde (OMS). **Brasil Escola**, [*s. l.*], 2022. Disponível em: https://brasilescola.uol.com.br/ curiosidades/organizacao-mundial-saude-oms.htm. Acesso em: 16 maio 2022.

SARTORELLI, D. S.; CARDOSO, M. A. Associação entre carboidratos da dieta habitual e diabetes mellitus tipo 2: evidências epidemiológicas. **Arquivos Brasileiros de Endocrinologia & Metabologia**, São Paulo, v. 50, n. 3, p. 415-426, 2006.

Disponível em: https://doi.org/10.1590/S0004-27302006000300003. Agosto, 2006. Acesso em: 15 jun. 2022.

SAVIOLI, G. **Nutrição, saúde e fertilidade.** Cachoeira Paulista: Canção Nova, 2017.

SAVIOLI, G. **Tudo posso, mas nem tudo me convém.** 2. ed. São Paulo: Edições Loyola, 2011.

SCARIM, P. C. O vitalismo e o pensamento geográfico moderno. **Geografares,** Espirito Santo, n. 32, 2021. Disponível em: http://journals.openedition.org/geografares/1185. Acesso em: 19 jun. 2022

SCHETINGER, W. L. **A Criação de Jardins do Éden.** Goiânia: Kelps, 2019.

SCHETINGER, W. L. **Entrevista:** O método alimentar aplicado na Clínica e Spa Pirenópolis Natural. Entrevista concedida a Luiz Cezar Ribeiro da Silva. Pirenópolis, Sítio Espaço Natural, maio 2022.

SCHETINGER, W. L. **Guia para a Saúde Tratamentos Naturais para a prevenção de doenças e manutenção da saúde.** Goiânia: Kelps, 2018.

SERAFIM, A. L; VIEIRA, A. L; LINDEMANN, I. L., Importância da Água no Organismo Humano. **Vidya revista eletrônica,** Ed. UFN, v. 24, n. 41, p. 147-157, 2004. Disponível em: https://www.periodicos.ufn.edu.br/index.php/VIDYA/article/view/425/0. Acesso em: 16 jun. 2022

SESI. Serviço Social da Indústria. **Sabor na medida certa:** nutrição e culinária para colesterol alto. São Paulo: SESI-SP, 2013.

SHINYA, H. **A dieta do futuro:** que previne cardiopatias, cura o câncer e controla o diabetes tipo 2. São Paulo: Cultrix, 2010.

SILVA, J. S. **El desarrollo de la medicina naturista en Chile y su situación actual.** Natura Medicatrix, Logroño, n. 27, p. 6-9, 1991.

STERN, F. L. **Naturologia e naturoparia: sobre as tensões geradas pelo discurso emergente pela aproximação entre as duas áreas.** *In:* FÓRUM CONCEITUAL DE NATUROLOGIA, 6., 2015, 2015. Anais [...]. São Paulo, Sociedade Brasileira de Naturologia, 2015. p. 45.

SZEKELY, E. B. **O Evangelho Essênio da Paz.** 10ª reimpressão, São Paulo: Pensamento, 2018.

TEIXEIRA, M. Z. **Homeopatia: ciência, filosofia e arte de curar.** Revista de Medicina, v. 85 n. 2, São Paulo: USP, 2006. Disponível em: https://www.revistas.usp.br/revistadc/article/view/59211. Acesso em: 19 jun. 2022.

THAISS, C. A. *et al.* **Transkingdom Control of Microbiota Diurnal Oscillations Promotes Metabolic Homeostasis.** Article, Israel, v. 159, n. 3, out. 2014. Disponível em: https://www.cell.com/fulltext/S0092-8674(14)01236-7#secsec-title0020. Acesso em: 25 jun. 2022.

TRUCOM, C. **O poder de cura do limão.** 2. ed. São Paulo: Alaúde, 2014.

USP. Universidade de São Paulo. **Jornal da USP. Atualidades:** Delivery transformou tendência em necessidade e continua em crescimento. 2021. Disponível em: https://jornal.usp.br/?p=395377. Acesso em: 9 jul. 2022.

VASCONCELOS, F. H. P *et al.* **Acupuntura em odontologia: uma revisão de literatura.** Revista Brasileira de Ciências da Saúde, v.9, n.28, p. 38-42, 2011.

VEGANISMO. *In*: MICHAELIS. **Dicionário Brasileiro da Língua Portuguesa.** 2022 Disponível em: https://michaelis.uol.com.br/moderno-portugues/busca/portugues-brasileiro/veganismo. Acesso em: 9 maio 2022.

VIDOTO, M. L. **Saúde nua e crua:** Alimentos na Prevenção e Cura de Doenças, Peso Ideal e Qualidade de Vida. 3. ed. São Paulo: Bio Editora, 2017.

VIDOTO, M. L. **Saúde nua e crua:** receitas. 2. ed. Embu Guaçu: Bio Editora, 2019.

WHO. World Health Organization. **Benchmarks for training in traditional / complementary and alternative medicine:** benchmarks for training in naturopathy. Suíça: WHO, 2010.

WHO. World Health Organization. **Director-General's opening remarks at the media briefing on COVID-19.** mar. 2020. Disponível em: https://www.who.int/director-general/speeches/detail/who-director-general-s-opening-remarks-at-the-media-briefing-on-covid-19---11-march-2020. Acesso em: 9 jul. 22.

WHO. World Health Organization. **Global Report on Traditional and Complementary Medicine.** Genebra-Suíça: WHO, 2019.

WHO. World Health Organization. **Global status report on alcohol and health 2018.** Genebra: WHO, 2018.

WHO. World Health Organization. **Official Records of the World Health Organization.** New York: WHO, 1948. Disponível em: https://www.publichealth.com. ng/world-health-organizationwho-definition-of-health/. Acesso em: 13 jun. 2022.

WNF. World Naturopathic Federation. **Naturopathy Practice, Effectiveness, Economics & Safety.** Toronto: WNF, 2021.